*Saúde mental,
depressão e capitalismo*

FUNDAÇÃO EDITORA DA UNESP

Presidente do Conselho Curador
Mário Sérgio Vasconcelos

Diretor-Presidente
Jézio Hernani Bomfim Gutierre

Superintendente Administrativo e Financeiro
William de Souza Agostinho

Conselho Editorial Acadêmico
Danilo Rothberg
Luis Fernando Ayerbe
Marcelo Takeshi Yamashita
Maria Cristina Pereira Lima
Milton Terumitsu Sogabe
Newton La Scala Júnior
Pedro Angelo Pagni
Renata Junqueira de Souza
Sandra Aparecida Ferreira
Valéria dos Santos Guimarães

Editores-Adjuntos
Anderson Nobara
Leandro Rodrigues

ELTON CORBANEZI

Saúde mental, depressão e capitalismo

Prefácio
Laymert Garcia dos Santos

Posfácio
José Carlos Bruni

© 2021 Editora Unesp

Direitos de publicação reservados à:
Fundação Editora da Unesp (FEU)
Praça da Sé, 108
01001-900 – São Paulo – SP
Tel.: (0xx11) 3242-7171
Fax: (0xx11) 3242-7172
www.editoraunesp.com.br
www.livrariaunesp.com.br
atendimento.editora@unesp.br

Dados Internacionais de Catalogação na Publicação (CIP)
de acordo com ISBD
Elaborado por Vagner Rodolfo da Silva – CRB-8/9410

E789s

Corbanezi, Elton
    Saúde mental, depressão e capitalismo / Elton Corbanezi. – São Paulo: Editora Unesp, 2021.

    Inclui bibliografia e índice.
    ISBN 978-65-5711-020-1

    1. Saúde mental. 2. Biopolítica. 3. Antidepressivos. 4. Depressão. 5. Capitalismo. I. Título.

2021-961   CDD 616.89
                                                         CDU 613.86

Editora afiliada:

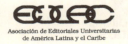

A solidão de um é a fuga do doente; a solidão do outro,
a fuga ante os doentes.

Friedrich Nietzsche, *Assim falou Zaratustra*

Sumário

Agradecimentos . *9*

Prefácio . *11*

Introdução . *15*

1 Da loucura à doença mental: uma construção histórica . *27*
    1.1. O Renascimento e a loucura . *31*
    1.2. A época clássica e a desrazão . *38*
    1.3. A modernidade e a doença mental . *50*

2 A emergência da saúde mental . *75*
    2.1. O conceito de anormalidade: um estado de transição . *75*
    2.2. A multiplicidade crítica e a desconstrução
        relativa do paradigma tradicional da psiquiatria:
        sobre a proveniência da saúde mental . *90*
    2.3. Saúde mental: uma estratégia biopolítica . *120*

3 A epidemia de depressão como problema da biopolítica
   da saúde mental . *151*
    3.1. Sofrimento depressivo . *152*

3.2. Os *Manuais Diagnósticos e Estatísticos de Transtornos Mentais* e seus conceitos de depressão . 160

3.3. Capital humano e transtornos depressivos: duas verdades científicas e a biopolítica da saúde mental . 197

Considerações finais . 217

Posfácio . 225

Referências . 227
Referência filmográfica . 243

Agradecimentos

O conteúdo deste livro foi originalmente apresentado como tese de doutorado em Sociologia, defendida em 2015 no Instituto de Filosofia e Ciências Humanas da Universidade Estadual de Campinas. Para a publicação em livro, alterei o título, realizei modificações no texto, atualizei os dados e reduzi as notas de rodapé, que documentavam mais detalhadamente a tese com referências bibliográficas.

Em primeiro lugar, agradeço profundamente a orientação e a confiança de Laymert Garcia dos Santos — a vitalidade e a sofisticação de seu pensamento nos contagiam de maneira indelével.

Aos professores Vladimir Safatle e José Carlos Bruni, pela preciosa colaboração no exame de qualificação. Ao Bruni, meu agradecimento especial por contribuir de perto — com a qualidade rara de quem cultiva a arte de pensar — para a minha formação desde a graduação. Aos professores que examinaram a tese, contribuindo com suas arguições: Bruni, Pedro Peixoto Ferreira, Peter Pál Pelbart e Sandra Caponi. Ao parecerista anônimo da Editora Unesp, pela apreciação do livro.

Elton Corbanezi

Aos integrantes do Grupo de Pesquisa Conhecimento, Tecnologia e Mercado (CTeMe/Unicamp), pelas discussões e colaborações sempre valiosas.

Aos meus pais, Silvio e Regina, por todo o apoio, e ao meu irmão Eder, cujas leituras rigorosas contribuíram decisivamente para a elaboração do texto. À Maíra, companheira que me ofereceu, durante todo o processo, o suporte afetivo indispensável para a realização do projeto.

Por fim, agradeço ao Conselho Nacional de Desenvolvimento Científico e Tecnológico (CNPq), por financiar a pesquisa, e à Editora Unesp, por acolher a proposta de publicá-la em livro.

Prefácio

O livro de Elton Corbanezi é, no meu entender, um estudo precioso para quem quiser conhecer um fenômeno contemporâneo de grande relevância, ao mesmo tempo social, política e científica – o caráter epidêmico da depressão e suas implicações na gestão da assim chamada saúde mental das populações na era do capitalismo neoliberal globalizado.

À primeira vista, o tema parece árduo, espinhoso. Entretanto, graças ao talento do pesquisador e à sua escrita elegante e fluida, o leitor não encontrará dificuldade para adentrar aos poucos a instigante problemática. Porque Elton Corbanezi se dá o tempo de expor, com precisão, os conceitos que vão se desdobrando uns nos outros, e uns contra os outros, desde a loucura renascentista até o binômio saúde mental-depressão. Um trabalho propriamente de hermeneuta, daquele que interpreta os textos e o sentido das palavras, para deles extrair e enquadrar esse mal tão difuso, tão variado, que acomete tanta gente, a ponto de alarmar os assim chamados responsáveis pela saúde pública e os agentes econômicos.

Elton Corbanezi

Todo mundo sabe de alguém que teve ou tem depressão, se é que já não passou por essa experiência. No entanto, poucos são os que conhecem todo o leque de suas diferentes facetas, de suas intensidades diversas, de suas incidências no mundo do indivíduo e da sociedade. E, menos ainda, os que tiveram a oportunidade de rastrear o "problema", o modo como a depressão se construiu na teoria e na prática social. Esse é o percurso traçado pelo autor, essa é a qualidade maior de sua investigação.

Apoiando-se numa bibliografia de primeira linha, onde despontam Michel Foucault, Nietzsche, Gilles Deleuze, Georges Canguilhem, Robert Castel, os antipsiquiatras ingleses, Franco Basaglia, Alain Ehrenberg, Erving Goffman, Thomas Szasz e tantos outros (incluindo os estudos dos autores brasileiros – de Machado de Assis a Joel Birman e Jurandir Costa Freire, passando por Vladimir Safatle...), o pesquisador traça a cartografia que vai da loucura à desrazão clássica, desta à doença mental e, finalmente, da doença à saúde mental, mostrando como esta tem como correlato o avanço impressionante da depressão e de sua administração fora da instituição asilar, em campo aberto, por meio do recurso cada vez mais enfático dos tratamentos bioquímicos.

Se Elton Corbanezi tivesse se limitado a tal mapeamento, já teria prestado um grande serviço, ao limpar a área e mostrar as transformações que ocorreram no campo da psiquiatria enquanto ciência definidora de quem é são e de quem é insano, de quem sofre ou não de transtornos mentais. Mas o mérito da pesquisa vai além, na medida em que o autor mantém permanentemente um olho na evolução da teoria e da prática médicas e outro no modo como estas se articulam com a gestão dos indivíduos e das populações pelo poder. Assim, a análise do passado

Saúde mental, depressão e capitalismo

esclarece como a psiquiatria se constituiu como uma tecnologia do poder sobre o anormal antes de tornar-se um dos principais vetores da própria normalização na sociedade contemporânea. Vale dizer: de produção em larga escala de sujeitos sujeitados.

E é aí que o presente trabalho suscita um interesse agudo, ao mostrar a relação intrínseca e perversa que se estabelece entre o depressivo e o perdedor numa sociedade neoliberal que faz a competição penetrar em todos os poros da vida individual e da vida social. Com efeito, resgatando as análises de Michel Foucault sobre a versão neoliberal do *homo oeconomicus* e de Osvaldo López Ruiz sobre o indivíduo reduzido a "capital humano" e "empreendedor de si mesmo", o autor nos faz perceber que o imperativo da saúde mental generalizada, preconizado pela American Psychiatric Association e pelos relatórios da Organização Mundial da Saúde, não é senão a outra face da moeda em que se inscreve a depressão epidêmica.

Laymert Garcia dos Santos

Introdução

O objetivo do livro é mostrar a função política e econômica que se depreende da articulação de duas noções científicas contemporâneas: saúde mental e depressão. De maneira mais específica, a partir de uma perspectiva histórica e conceitual, analisamos criticamente a proveniência e a consolidação do discurso da saúde mental na segunda metade do século XX, apresentando, em seguida, elementos para compreender de forma sociológica a ideia corrente de epidemia depressiva, divulgada no imaginário social das sociedades capitalistas ocidentais desde os anos 1970 e sustentada oficialmente em nossos dias pela Organização Mundial da Saúde (OMS).[1]

Sabe-se que Foucault pensou o presente a partir da história. Em *Vigiar e punir*, o filósofo denominou tal tarefa como "história do presente" (Foucault, 1987, p.29). Se, por um lado, nossa intenção consiste em apreender o conceito contempo-

---

1 De acordo com relatório da OMS (2017), o transtorno afeta atualmente 322 milhões de pessoas no mundo, tendo aumentado 18% entre 2005 e 2015.

râneo de saúde mental a partir de uma perspectiva histórica, por outro, uma noção diversa do autor de *História da loucura* nos estimula a refletir sobre a depressão enquanto problema sociológico atual. Por não sabermos se a proporção epidêmica de depressão divulgada atualmente corresponde ou não ao término — ou ao início — de um tempo histórico, a pergunta sobre o que estamos fazendo de nós mesmos hoje se torna premente. "Ontologia do presente" é a maneira como Foucault (1994, v.4, p.687-8) conceituou essa arriscada e necessária experiência de apreensão do contemporâneo, a qual fora inaugurada por Kant por meio de suas perguntas a propósito do Esclarecimento (*Aufklärung*) e da Revolução Francesa. Movidos por esse desafio, perguntamos: o que a depressão, enquanto problema destacado pelo discurso positivo da saúde mental, pode dizer a respeito de nós e do que estamos fazendo de nós mesmos hoje?

É verdade que os sintomas que atualmente fazem da depressão uma doença nos remetem a uma história de longa duração. Na apresentação ao "Problema XXX, 1" — texto em que Aristóteles explora as relações entre a inconstância e a excepcionalidade características da genialidade do melancólico —, o filólogo e historiador da medicina Jackie Pigeaud sustenta que a tradição ocidental conferiu a Hipócrates o estabelecimento da melancolia como doença. Segundo Pigeaud, no 23º aforismo do livro VI dos *Aforismos*, atribuídos a Hipócrates, encontra-se o seguinte pensamento: "Se tristeza (distimia) e medo duram muito, um tal estado é melancólico" (Aristóteles, 1998, p.55). Apesar da origem longínqua, bem como das diferentes concepções de melancolia que se estabeleceram ao longo da história da medicina ocidental, a depressão, enquanto possível atualização desse estado de espírito, pode ser considerada um *fenômeno social* relativamente novo: sua elevação expressiva nos

Saúde mental, depressão e capitalismo

índices epidemiológicos mundiais ocorre, sobretudo, a partir de 1970, quando passa então a ser divulgada como a "doença da moda", o "mal do século" ou ainda, conforme a célebre formulação de Freud (2010), o atual "mal-estar da civilização". É o que afirma o sociólogo francês Alain Ehrenberg na entrevista "La dépression. Naissance d'une maladie":

> Na primeira metade do século XX, a depressão é apenas uma síndrome reconhecível na maior parte das doenças mentais (psicoses e neuroses), e não é objeto de nenhuma atenção particular em nossas sociedades. Tudo se transforma nos anos 1970. A epidemiologia psiquiátrica mostra então que ela é a perturbação mental mais corrente no mundo, enquanto os psicanalistas percebem um nítido crescimento de deprimidos entre seus clientes. É o seu êxito médico. Por outro lado, a depressão é propagada pela mídia como uma "doença da moda", ou mesmo o "mal do século". Ou seja, a depressão é menos nova do que sua amplitude. Ela acabou por designar a maior parte dos males psicológicos ou comportamentais que cada um é suscetível de encontrar no decurso de sua vida. Assim, a depressão se torna um êxito sociológico. (Ehrenberg, 2004a, p.34)[2]

Como se vê, desde as últimas três décadas do século XX, esse transtorno psiquiátrico se tornou um problema médico e também sociológico de primeira ordem. Segundo o *Relatório sobre a saúde no mundo 2001 — Saúde mental: Nova concepção, nova esperança* — documento da OMS destinado exclusivamente aos problemas de saúde mental —, cerca de 450 milhões de pessoas

---

2 As traduções para o português de citações em língua estrangeira são de minha responsabilidade.

17

no planeta sofriam, por volta de 2001, de transtornos mentais ou neurobiológicos. No interior desse quadro, a depressão grave já aparece no relatório como "a principal causa de incapacitação em todo o mundo e situa-se em quarto lugar entre as dez principais causas da carga patológica mundial" (OMS, 2001, p.14). Diante de tal cenário, a publicação destaca o relevante e conhecido prognóstico de que a depressão viria a se tornar, até 2020, um problema mundial de ordem epidêmica, subindo para a segunda posição no *ranking* das principais causas da carga patológica mundial, que é avaliada conforme os anos de vida ajustados por incapacitação (AVAI); sendo assim, a depressão estaria atrás apenas da doença isquêmica cardíaca (*ibidem*, p.57-8). Em publicação de 2008, voltada à carga mundial de doenças, a OMS projeta, contudo, que a depressão tornar-se-á a primeira no *ranking* em 2030, ultrapassando doenças cardíacas, consequências de acidentes de trânsito e doenças cerebrovasculares (*idem*, 2008, p.51). Considerando tal panorama, formulamos nossa questão: em relação a quê e de que modo a depressão se apresenta em nossos dias como um problema de ordem epidêmica?

Toda uma tradição do pensamento filosófico ocidental – notadamente Nietzsche, Canguilhem, Simondon, Foucault, Deleuze e Guattari – já evidenciou o quanto o patológico é um problema passível de reflexão apenas segundo uma multiplicidade relacional, mais especificamente um problema que se estabelece a partir da relação com a normatividade, seja da linguagem, da fisiologia, do indivíduo, do meio ou do tecido social. A radicalidade desse ponto de vista se faz notar, por exemplo, na filosofia da normatividade biológica do organismo concebida por Canguilhem (2002), conforme a qual não existe fato biológico – tampouco individual ou social, portanto – que

Saúde mental, depressão e capitalismo

seja normal ou patológico em si. Inspirado nessa tradição de pensamento, é de maneira relacional que procuramos examinar i) a constituição da saúde mental (enquanto conceito e campo de atividade) e ii) a ideia corrente de epidemia depressiva. Considerando seriamente a proposição de que a depressão não pode ser pensada como um dado natural, a-histórico ou em si, mas apenas em *relação*, percebe-se que ela pode vir a ser uma doença de altíssima incidência na medida em que se constitui como um problema a um determinado modo de vida e a todas as exigências que dele sucedem, tais como felicidade, gozo, energia, criatividade, velocidade, projeção, motivação, comunicação, mobilidade e assim por diante. Enquanto o avesso de determinados ideais normativos do capitalismo contemporâneo, a experiência depressiva parece se apresentar como uma manifestação significativa de obstáculo e de recusa ao imperativo biopolítico que caracteriza o modo operacional da saúde mental.

Daí então a necessidade de cartografar e de compreender a emergência e a consolidação do conceito de "saúde mental" na segunda metade do século XX. Resultado de um amplo processo de desinstitucionalização da doença mental em diferentes países ocidentais, assim como da institucionalização dos direitos humanos, do desenvolvimento da psicofarmacologia e da incorporação do elemento mental no conceito de saúde da OMS, o discurso da saúde mental estabelece objetivos centrais como substituir o modelo hospitalocêntrico, humanizar e priorizar o tratamento em atenção primária, prevenir e desestigmatizar os transtornos mentais e promover a saúde mental. Porém, diferentemente de conceitos como "doença mental" e "anormalidade", que se referem, respectivamente, à patologia propriamente dita e à sua virtualidade, o conceito de "saúde

Elton Corbanezi

mental" abrange desde a psicose e os diversos sofrimentos psíquicos até a produção do bem-estar. Veremos, assim, que a extensão do conceito de saúde mental proporciona e fundamenta uma significativa intervenção psiquiátrica no tecido social, tornando possível estimular e potencializar o desempenho e a eficácia de condutas em uma sociedade que "descoletiviza" cada vez mais o indivíduo e lhe atribui a responsabilidade por seu sucesso ou fracasso social. Desde a década de 1970, aproximadamente, assistimos à emergência e à intensificação de acontecimentos que ainda nos são contemporâneos e que solicitam uma abordagem relacional: é ao lado da "neoliberalização" das sociedades ocidentais que o discurso da saúde mental começa a tomar consistência e a sugerir um sentido diverso do pretendido inicialmente durante o estado de bem-estar social (*welfare state*), ao mesmo tempo que se modifica o paradigma a partir do qual os transtornos mentais são concebidos e se banaliza a depressão mediante a divulgação de sua epidemia.

Ao problematizar noções científicas em termos políticos, queremos dizer que a configuração e a definição dos conceitos de saúde mental e de depressão podem se articular de maneira a modular existências e a governar condutas. Como afirmou Deleuze (1992, p.203) a respeito de Espinosa, o conceito, qualquer que seja ele, não se move apenas em si, mas também nas coisas e em nós mesmos. Ou seja, ao contrário de isolado e inocente, o conceito sempre implica a vida. É nesse sentido que apresentamos a proposição de que os conceitos de saúde mental e de depressão podem ter uma função política sobre a existência no capitalismo contemporâneo.

* * *

Saúde mental, depressão e capitalismo

Antes de problematizar diretamente a noção de saúde mental, o primeiro capítulo pretende reconstituir historicamente a emergência do conceito de doença mental, que condicionou o nascimento da psiquiatria. Em concordância com a tese de Robert Castel (1978, p.272) sobre a função modelar que o alienismo francês exerceu nos diferentes países ocidentais,[3] a exposição a respeito da constituição da psiquiatria se reporta ao protótipo francês a partir, sobretudo, das pesquisas de Foucault e do próprio Castel. Contudo, o objetivo do capítulo não é explorar minuciosamente a história do nascimento e da constituição da psiquiatria, como as pesquisas mencionadas já fizeram de maneira notável, mas sim destacar e analisar os diferentes conceitos relativos à desordem psíquica e comportamental. Desse modo, percorremos uma história cujo início antecede a própria constituição da psiquiatria, com a finalidade de sublinhar a transitoriedade dos conceitos de "loucura" e "desrazão" até a construção da "doença mental". Procedendo assim, trata-

---

3 Joel Birman (1978, p.39) também assegura que o dispositivo psiquiátrico clássico, enquanto normatizador moral, foi fundamentalmente criado na França, servindo depois como modelo para outros países europeus, assim como para os Estados Unidos e países menos desenvolvidos. Paulo Amarante (2007, p.35-6), por sua vez, discorre sobre a mundialização do alienismo pineliano em função do alcance de suas questões diretamente relacionadas com a Revolução Francesa. Pode-se ratificar tal propagação lembrando, por exemplo, a influência exercida pela psiquiatria francesa na formação da própria psiquiatria brasileira, como mostra *Danação da norma: Medicina social e constituição da psiquiatria no Brasil*, de Roberto Machado e seus colaboradores (1978), assim como, de maneira mais pontual, *História da psiquiatria no Brasil: Um corte ideológico*, de Jurandir Freire Costa (2007, p.41).

-se não apenas de mostrar a formação do paradigma de internação vigente até a segunda metade do século XX – dado que é mediante a relativa desconstrução de tal paradigma que decorre a emergência do campo denominado saúde mental –, como também de evidenciar, a partir de uma perspectiva genealógica, o quanto as transformações conceituais correspondem a verdadeiras modificações de problemas. Nesse sentido, ressaltamos como os conceitos de loucura, de desrazão e de doença mental operam deslocamentos significativos, tal como o fazem posteriormente os conceitos de anormalidade e de saúde mental.

É com o mesmo procedimento que examinamos, no segundo capítulo, a proveniência, a emergência e a consolidação do conceito contemporâneo de saúde mental. Para tanto, analisamos as implicações do conceito de anormal em psiquiatria, bem como as críticas e os movimentos contestatórios e antipsiquiátricos direcionados ao paradigma tradicional da psiquiatria baseado na internação. Em seguida, recorremos tanto a pesquisas sociológicas, filosóficas e médicas sobre o conceito de saúde mental quanto a documentos da OMS que o definem e o divulgam oficial e mundialmente, de modo a compreender sua função política latente e atual.

Por último, o terceiro capítulo examina a ideia de epidemia depressiva.[4] Parte-se de um testemunho literário para chamar a atenção para a seriedade e a gravidade do sofrimento depres-

---

4 Vale dizer desde já que, com o emprego do termo "ideia", tal como desenvolvido por Hacking (2001), pretendemos alertar ceticamente para a diferença que pode haver entre a efetividade da epidemia depressiva e a ideia médica e social que se constrói dela.

Saúde mental, depressão e capitalismo

sivo severo. Em seguida, para mostrar que o sofrimento não é sempre de tamanha intensidade, investigamos a evolução das concepções dos transtornos depressivos nos sucessivos *Manuais diagnósticos e estatísticos de transtornos mentais* (DSM), sobretudo a partir da terceira edição, que modificou o paradigma da racionalidade psiquiátrica. Mais detidamente, analisamos as diversas categorias diagnósticas de depressão nas duas últimas edições do manual da American Psychiatric Association (Associação Americana de Psiquiatria – APA, na sigla em inglês)): o DSM-IV-TR [2000] e o DSM-5 [2013], que são, ao lado da *Classificação Internacional de Doenças* (CID) da OMS, os principais sistemas classificatórios de psiquiatria no mundo. Por fim, apresentamos a teoria do capital humano enquanto característica essencial do *éthos* contemporâneo das sociedades capitalistas ocidentais, de modo a identificar, então, como a evolução científica da nosologia psiquiátrica da depressão pode se relacionar com as demandas do capitalismo atual.

Veremos, assim, que a ideia de epidemia depressiva pode ter como condição de possibilidade o contexto contemporâneo da biopolítica da saúde mental. Nesse sentido, a história da depressão enquanto categoria clínica nos interessa menos do que sua relação com o discurso positivo da saúde mental – daí examinar as concepções psiquiátricas do transtorno a partir da segunda metade do século XX. Descrevendo e analisando a sistemática ramificação e flexibilização dos transtornos depressivos nos manuais psiquiátricos, a hipótese central do livro é que o estabelecimento da depressão como patologia, sobretudo em sua forma mais tênue, corresponde à lógica de desempenho que fundamenta uma forma de governo voltada ao desenvolvimento, à otimização e à potencialização das capacidades dos indivíduos.

Pretendemos sustentar, portanto, que a ideia de epidemia de depressão adquire sentido quando relacionada a um discurso exterior que estimula permanentemente o indivíduo a produzir bem-estar, a otimizar suas capacidades e a se autorrealizar em todas as dimensões da sociabilidade. Ou seja, a depressão, segundo a concepção psiquiátrica atual, parece se constituir como um problema relevante para a cultura ocidental, especialmente em relação a uma forma de governar a vida que constitui o programa positivo da saúde mental. Como se vê, argumentamos que há uma *articulação* fundamental entre a ideia de epidemia da depressão e a emergência da saúde mental, que resulta, diferentemente do que pretendia a crítica ao dispositivo psiquiátrico clássico, na ampliação da intervenção médica com o objetivo tácito de incitar e promover as potências dos indivíduos em todas as esferas da vida social (relações interpessoais, família e trabalho). Assim, no contexto em que se pretende produzir uma determinada saúde a todo custo, a proporção supostamente epidêmica de depressão pode evidenciar – e colocar em questão – o aspecto político de um programa que circula em nome da saúde.

Ao estabelecer o contexto neoliberal da biopolítica da saúde mental como condição de possibilidade para a epidemia depressiva, não se trata de realizar um mero reducionismo sociológico, como se a concepção de depressão se constituísse exclusivamente a partir de normas sociais contemporâneas. Se, por um lado, reduzir tal fenômeno médico à dimensão biológica consiste em naturalizar algo que é também social, cultural e historicamente produzido, por outro, limitá-lo igualmente à explicação sociológica implica negligenciar a depressão como acontecimento que solicita a investigação de diversos saberes. Como adverte

Saúde mental, depressão e capitalismo

Pignarre (2003, p.125-6), trata-se menos de subordinação do que de mobilização dos saberes, já que a depressão envolve irrecusável e simultaneamente elementos biológicos, psicológicos e sociais. Apesar do aspecto incontestável dessa observação, cabe à sociologia – entre diversos caminhos possíveis e junto a outras ciências humanas – pesquisar em documentos que orientam a prática médica e social a função político-econômica de discursos institucionais e de classificações científicas. Em tempo, é preciso advertir que o leitor não encontrará aqui, portanto, uma investigação sobre o funcionamento fisiológico ou psíquico da depressão, tampouco a propósito das práticas que incidem sobre ela ou a respeito dos interesses financeiros da indústria farmacêutica.

A nosso ver, problematizar a "saúde mental" e a "depressão" a partir de uma perspectiva histórica e conceitual implica subtrair-lhes a aura de verdade científica desinteressada e desnaturalizá-las, o que constitui tarefa fundamental da sociologia. Daí por que se ocupar da questão: é que o discurso da saúde mental e o estabelecimento da depressão como doença podem operar como sintoma social, fazendo ver o que a sociedade projeta em termos de saúde e o que ela persegue enquanto patológico.

1
Da loucura à doença mental:
uma construção histórica

Ao combinar formação filosófica com uma reflexão sobre a medicina, Foucault percebe, desde o início de sua trajetória intelectual e sob manifesta influência de Georges Canguilhem, que a oposição entre o normal e o patológico consiste em um profícuo campo de investigação. Porém, como é de se esperar de um filósofo engajado em questões históricas, políticas e sociais, essa relação não deveria permanecer restrita à problematização do domínio médico, devendo também, por causa de suas implicações, ultrapassá-lo. É que tal oposição estabelece formas de subjetivação dos indivíduos em toda a sociedade, entendendo o termo "subjetivação" tanto como forma de sujeição quanto como modo de produção de existência. Para além de seus escritos da década de 1950 sobre a psicologia científica, assim como seu pequeno livro *Maladie mentale et personnalité*, de 1954, o primeiro resultado de maior projeção desse modo de pensar de Foucault será sua tese principal: *Folie et déraison. Histoire de la folie à l'âge classique*, defendida em 1961. *História da loucura na Idade Clássica*, como foi publicada posteriormente, tem como delimitação histórica a época clássica, que abrange fundamentalmente os séculos XVII e XVIII, e procura compreender, observando as rupturas e continuidades em relação a outros períodos históricos, as condições de possibilidade da psiquiatria moderna e suas funções no corpo social. Como arquivista meticuloso, que confronta documentos com práticas institucionais e discursos filosóficos, teológicos, literários, dramatúrgicos e iconográficos, Foucault mostra que a experiência da loucura é, antes de tudo, uma experiência antropológica da diferenciação, visto que o imaginário social ocidental sempre percebeu o louco como o "outro", no sentido da exceção, da sujeição, do silêncio. Uma passagem do prefácio de *As palavras e as coisas* esclarece tal ideia retrospectivamente: "A história da loucura seria a história do Outro – daquilo que, para uma cultura, é ao mesmo tempo interior e estranho, a ser portanto excluído (para conjurar-lhe o perigo interior), encerrando-o porém (para reduzir-lhe a alteridade)" (Foucault, 2000a, p.XXII). A partir de experiências-limite que têm muitas vezes o estatuto de "outro" na cultura ocidental, interrogar os sistemas de normalização: eis um procedimento original da trajetória intelectual de Foucault. Isto é, da mesma maneira que o crime permite questionar a lei, o sistema prisional e a difusão disciplinar no tecido social (cf. Foucault, 1987), e a experiência da morte se apresenta como uma forma de apreender o nascimento da clínica (cf. *idem*, 2008a), a loucura possibilita interrogar tanto a racionalidade psiquiátrica, em particular, quanto o sistema da racionalidade ocidental como um todo.[1] Assim, por meio de diferentes experiências da loucura, *História*

---

[1] Nesse sentido, veremos que a depressão, apesar de banalizada atualmente, permite problematizar a produção normativa do modo de vida contemporâneo.

Saúde mental, depressão e capitalismo

da loucura descreve e analisa as modificações históricas de uma estrutura de exclusão a partir de um fio condutor evidente: a crescente subordinação da loucura à razão, mediante a qual se tornou possível a emergência da doença mental e do correlativo estatuto médico de controle social.

Para realizar tal empreendimento, Foucault confere um lugar privilegiado à história, como se depreende desde o título de sua tese. Contudo, como o autor procede em toda a sua obra, não se trata de tomar a história como objeto único ou de fazer dela uma perspectiva isolada, mas sim de problematizar historicamente as diferentes relações entre sujeito e verdade. Trata-se de uma maneira filosófica de interrogar a história, o que atribui à própria história um novo impulso, conforme sustenta Deleuze (1986, p.56). Em *O que é a crítica? (Crítica e Aufklärung)*, Foucault (2000b, p.180-1) explicita o sentido crítico e não convencional que essa perspectiva histórico-filosófica exerce em suas pesquisas:

> [...] coloca-se a questão: quem sou eu, que pertenço a esta humanidade, talvez a esta parte, a este momento, a este instante de humanidade que está sujeitada ao poder da verdade em geral e das verdades em particular? Dessubjetivar a questão filosófica pelo recurso ao conteúdo histórico, libertar os conteúdos históricos pela interrogação sobre os efeitos de poder, onde esta verdade — na qual eles estão censurados de aparecer — os afeta. Essa é, se vocês quiserem, a primeira característica dessa prática histórico-filosófica.

Percebe-se que o método — ou prática, se entendida como "atitude crítica" — contém em si uma forma de resistência: seu fundamento consiste na arte de não ser governado pela verdade, seja ela particular ou geral, em sentido a-histórico. No caso da loucura, isso significa suspeitar, de antemão, da concepção de nascimento da psiquiatria segundo a perspectiva da hagiografia médica, que confere à doença mental o estatuto de um objeto naturalmente médico que a estaria esperando no tempo para ser "descoberta". Sendo assim, esse procedimento histórico de investigação só interessa na medida em que são as atuais relações do sujeito com o poder da verdade que estão no horizonte — seja a relação do sujeito com a verdade particular da psiquiatria, seja sua relação com a verdade geral do "progresso" da racionalidade proveniente da *Aufklärung*. Compreende-se, então, a noção de arqueologia que orienta *História da loucura*: escavar estratos históricos para compreender o solo no qual ainda nos encontramos — a modernidade. A esse respeito, Deleuze (1986, p.58) afirma: "É por isso que os estratos são a questão da arqueologia, precisamente porque a arqueologia não remete necessariamente ao passado. Há uma arqueologia do presente".[2]

---

2 Em entrevista concedida em 1986, ano de publicação de seu livro *Foucault*, Deleuze (1992, p.131) assegura: "Há algo essencial de um extremo a outro da obra de Foucault: ele sempre tratou de formações históricas (de curta duração, ou, no final, de longa duração), mas sempre em relação a nós, hoje". Contudo, importa sublinhar que Deleuze (2003, p.324-5) defende a ideia de que os livros de Foucault dizem mais respeito à análise histórica (linhas de sedimentação) — sem, contudo, deixarem de tratar do presente —, ao passo que suas entrevistas versam mais especificamente sobre a atualidade do diagnóstico (linhas de atualização). Sobre os diferentes momentos da trajetória arqueológica de Foucault, ver também Roberto Machado (1981).

Saúde mental, depressão e capitalismo

Vejamos como essas noções operam na "arqueologia do silêncio" que constitui a *História da loucura*. Não se trata de fazê-lo, porém, com a intenção de comentar o conjunto da tese de Foucault – tarefa que o próprio autor repetidamente criticou – nem de dialogar com a ampla fortuna crítica a respeito da obra e do autor, mas de abordar com precisão o que nos interessa: os conceitos que designaram a loucura em determinadas formações históricas e a ordem de problemas à qual eles se reportam.

1.1. O Renascimento e a loucura

Antes de examinar a experiência renascentista da loucura, Foucault menciona rapidamente a Idade Média, a fim de evidenciar a relação de segregação que se estabeleceu com a lepra nesse período. As poucas páginas dedicadas a essa figura socialmente temida na época medieval adquirem absoluta relevância na medida em que delas já se depreende um conjunto de valores e estruturas que permanecerão ao longo da experiência ocidental da loucura. Enquanto poder ainda negativo de exclusão, Foucault (2003, p.6) afirma que a experiência medieval com a lepra – e, posteriormente, com as doenças venéreas, concebidas como a "nova lepra" – fundamenta uma estrutura de recusa incontornável:

> Desaparecida a lepra, apagado (ou quase) o leproso da memória, essas estruturas permanecerão. Frequentemente nos mesmos locais, os jogos da exclusão serão retomados, estranhamente semelhantes aos primeiros, dois ou três séculos mais tarde. Pobres, vagabundos, presidiários e "cabeças alienadas" assumirão o papel abandonado pelo lazarento, e veremos que salvação se espera dessa exclusão, para eles e para aqueles que os excluem.

31

Mas antes de avançar para a mencionada época clássica, que é, afinal, a principal formação histórica de sua investigação e aquela que de alguma forma reativa o sentido dos antigos leprosários medievais, Foucault discorre a respeito da experiência renascentista da loucura. Embora esse período seja objeto secundário da obra, sua relevância também ressoa ao longo da tese de Foucault, já que as consequências *críticas* da loucura condicionaram a maneira pela qual as formações históricas sucessoras perceberam-na.

Contudo, próximo a esse novo gesto de cisão, que é designado como "elemento crítico" da loucura, há um acontecimento de outra ordem. A *Nau dos loucos*, como a experiência renascentista da loucura é simbolizada, não é apenas o título do quadro de Hieronymus Bosch (*La nef des fous*, ca. 1490-1500) e do poema de Sebastian Brant (*Das Narrenschiff*, 1497), entre outras obras da época que a representam. Para além da iconografia e da literatura, de toda "frota onírica" que a compõe, a *Nau dos loucos* tem também uma existência real, como Foucault mostra em poucas mas inspiradoras páginas que versam sobre os valores das embarcações e das águas que conduzem os loucos errantes de uma cidade para outra. Mesmo que não seja a única forma de capturar o insano — já que leitos hospitalares, prisões e peregrinações também constituem os exílios que lhe foram impostos nesse período —, é significativa a dimensão histórica dessas embarcações em toda a Europa, sobretudo na Alemanha. Sobre a função que essas partidas cumprem, escreve o autor:

> Por um lado, não se deve reduzir a parte de uma eficácia prática incontestável: confiar o louco aos marinheiros é com certeza evitar que ele ficasse vagando indefinidamente entre os muros da

Saúde mental, depressão e capitalismo

cidade, é ter a certeza de que ele irá para longe, é torná-lo prisioneiro de sua própria partida. Mas a isso a água acrescenta a massa obscura de seus próprios valores: ela leva embora, mas faz mais que isso, ela purifica. Além do mais, a navegação entrega o homem à incerteza da sorte: nela, cada um é confiado a seu próprio destino, todo embarque é, potencialmente, o último. É para o outro mundo que parte o louco em sua barca; é do outro mundo que ele chega quando desembarca. [...] Num certo sentido, ela [a navegação do louco] não faz mais que desenvolver, ao longo de uma geografia semirreal, semi-imaginária, a situação *liminar* do louco no horizonte das preocupações do homem medieval – situação simbólica e realizada ao mesmo tempo pelo privilégio que se dá ao louco de ser *fechado* às *portas* da cidade: sua exclusão deve encerrá-lo; se ele não pode e não deve ter outra *prisão* que o próprio *limiar*, seguram-no no lugar da passagem. (Foucault, 2003, p.11-2, grifos do autor)

Como se vê, há também nesse acontecimento uma prática de exclusão, visto que a navegação comporta um paradoxo: ao mesmo tempo que o louco é lançado à calmaria dos rios ou sujeitado à incerteza dos mares, sendo esta a mais livre e aberta de todas as rotas, ele o é na condição de prisioneiro. Assim, nesse ritual manifestam-se alguns valores fundamentais que a percepção ocidental teve da loucura ao longo da história – afinal, a despeito das mudanças metodológicas que as pesquisas posteriores de Foucault apresentam, lembremos: são as modificações de uma estrutura de exclusão que o autor persegue na obra em questão.

Porém, em absoluta relação com essa dimensão real das embarcações de loucos, é principalmente por meio da literatura e da iconografia que se formula mais claramente a concepção de loucura renascentista. Seja fazendo uso do verbo ou da imagem, as obras tratam de representar essa "grande viagem simbólica que lhes traz [aos insanos que nessas navegações embarcam], senão a fortuna, pelo menos a figura de seus destinos ou suas verdades" (*ibidem*, p.9). Daí já se compreende uma diferente percepção da loucura: em vez de ser objeto restrito a um puro jogo de exclusão, a loucura aparece nessas obras que exploram a dimensão real e histórica das navegações como interna à própria razão, tendo como consequência inevitável o alcance não *da* verdade propriamente dita, mas de *uma* verdade a que a razão isoladamente não tem acesso.

Entretanto, nesse jogo de fundamentação recíproca entre loucura e razão, a radicalidade do acesso a uma verdade cosmológica e sombria sobre o mundo ocorre mais fortemente no domínio das imagens do que no da escrita. Portanto, não obstante certa coerência inicial entre essas duas formas de expressão, Foucault logo as diferencia sutilmente. No que diz respeito às imagens, afirma o autor: "a loucura fascina porque é um saber" (*ibidem*, p.20). Mas se trata de um saber escatológico temível – visto que é das profundezas da noite que se anuncia o fim do mundo – e ao mesmo tempo inacessível devido à alquimia que realiza na ordem dos saberes. Assim, com força primitiva de revelação, os rostos insanos que se encontram nas imagens das embarcações portam também um saber invisível e proibido, do reino de Satã, já que subverte um símbolo cristão – o mastro que se vê na gravura que ilustra a *Stultiferae naviculae*, de Josse Bade, assim como o que balança *La nef des fous*, de Bosch, é possivelmente a árvore do pecado, símbolo do conhecimento que fora arrancada do Paraíso e colocada a serviço das embarcações. Esse saber invisível,

Saúde mental, depressão e capitalismo

proibido, temido e inacessível constitui o *elemento trágico* da loucura renascentista: "Toda esta trama do visível e do secreto, da imagem imediata e do enigma reservado desenvolve-se, na pintura do século XV, como sendo *a trágica loucura do mundo*" (*ibidem*, p.27-8, grifo do autor).

Apesar da proximidade com esse saber expresso nas pinturas, o domínio literário inaugura, segundo Foucault, o *elemento crítico* cuja importância será fundamental na percepção ocidental da loucura. Na literatura renascentista, a loucura atrai, mas já não fascina. Não se trata mais de ligação com forças cosmológicas, mas da relação que o homem mantém consigo mesmo, com suas fraquezas, ilusões e sonhos. Foucault exemplifica essa ideia comparando os diferentes significados da pintura de Bosch com o livro *Elogio da loucura,* escrito pelo humanista Erasmo de Roterdã: "Tudo o que havia de manifestação cósmica obscura na loucura, tal como a via Bosch, desapareceu em Erasmo; a loucura não está mais à espreita do homem pelos quatro cantos do mundo. Ela se insinua nele, ou melhor, é ela um sutil relacionamento que o homem mantém consigo mesmo" (*ibidem*, p.24).

Ou seja, a loucura não expressa mais uma verdade sobre o mundo, mas a verdade que o homem *acredita* ter de si mesmo – daí a aceitação do erro como verdade, da mentira como realidade, da feiura como beleza e assim por diante: tal seria a lição de Erasmo. Em que pese o fato de o humanista conceber a loucura como forma de crítica à racionalidade científica, isto é, mesmo que a considere mais sábia que toda ciência, ela é objeto de riso, já que deve se inclinar à sabedoria para a qual ela não deixa de ser loucura (cf. *ibidem*, p.28). Percebe-se, então, a partir dessa transfiguração que se dá na experiência literária, como a loucura deságua num universo inteiramente moral – os cantos do poema de Brant assim designam os passageiros insanos das embarcações: avaros, delatores, bêbados, devassos, ímpios etc.; desse modo, encontra-se caracterizado o problema que se tornará, séculos mais tarde, exclusivamente médico: a questão da irregularidade da conduta. Foucault denomina o que se passa inicialmente na experiência literária renascentista *consciência crítica* da loucura, que se separa cada vez mais da *experiência trágica* das pinturas e determina, ao mesmo tempo, o imaginário moral no qual a loucura permanecerá circunscrita sob diferentes concepções na época clássica e na modernidade.

As figuras da visão cósmica e os movimentos da reflexão moral, o elemento *trágico* e o elemento *crítico* irão doravante separar-se cada vez mais, abrindo, na unidade profunda da loucura, um vazio que não mais será preenchido. De um lado, haverá uma Nau dos Loucos cheia de rostos furiosos que aos poucos mergulha na noite do mundo, entre paisagens que falam da estranha alquimia dos saberes, das surdas ameaças da bestialidade e do fim dos tempos. Do outro lado, haverá uma Nau dos Loucos que constitui, para os prudentes, a Odisseia exemplar e didática dos defeitos humanos. (*ibidem*, p.27, grifos do autor)[3]

---

3 Contudo, apesar de a dimensão trágica e cósmica da loucura ser levada cada vez mais à sombra, por causa da força e do privilégio da luz com que a consciência crítica se apodera dela, Foucault (2003) argumenta que seu desaparecimento jamais será absoluto. Na época clássica, algumas poucas páginas de Sade, assim como a obra de Goya, oferecem prova disso; com força maior, as obras de Nietzsche, Van Gogh, Hölderlin, Nerval, Artaud etc. manifestam sua existência na modernidade. Importa sublinhar que, em sua tese, Foucault

Saúde mental, depressão e capitalismo

De todo modo, apesar de comportarem nuanças significativas, o próprio Foucault (*ibidem*, p.26) reconhece que as diferenças entre imagem e palavra talvez nem fossem perceptíveis à época: "Sem dúvida, em sua vida real, esta oposição não foi assim tão nítida, nem tão visível". Portanto, a despeito de tais diferenças, sobressai da análise do filósofo certa unidade a respeito da concepção de loucura renascentista: além de ser interna à própria razão, a loucura se relaciona e se comunica com ela numa dialética de reciprocidade cuja consequência é o acesso à sabedoria. Isso significa dizer que a loucura não só existe em relação à razão como lhe é também interior, sendo um de seus recursos. Leiamos um trecho que evidencia tal concepção:

A loucura é um momento difícil, porém essencial, na obra da razão; através dela, e mesmo em suas aparentes vitórias, a razão

---

parece conceber a experiência trágica como uma forma de experiência original e fundamental da loucura. Com relação a isso, além do próprio Foucault, tanto Deleuze (1986, p.22, 58) quanto Blanchot ([s.d.], p.23) evidenciam certa recusa que o autor de *História da loucura* manifestou posteriormente a respeito do uso que fez dessa noção de experiência de cunho essencialmente fenomenológico. De acordo com Pelbart (1989, p.62-7), contra a ideia de que sempre haveria por trás ou por debaixo da história tal experiência originária e fundamental da loucura, Foucault insistiu depois que sua tese não equivale à história de uma experiência vivida (história do "referente"), mas a uma "arqueologia da percepção". Vale dizer que o termo "percepção", utilizado sistematicamente em *História da loucura* para diferenciar a *percepção* clássica da desrazão do *conhecimento* moderno da doença mental, pode também ser indicativo da influência fenomenológica. Sobre a distinção entre percepção e conhecimento na tese de Foucault, ver Machado (1981, p.57-95); a propósito das relações entre *História da loucura* e a fenomenologia, ver Nalli (2006, p.79-187).

37

se manifesta e triunfa. A loucura é, para a razão, sua força viva e secreta. [...] [A] verdade da loucura é ser interior à razão, ser uma de suas figuras, uma força e como que uma necessidade momentânea a fim de melhor certificar-se de si mesma. (Foucault, *ibidem*, p.35-6)

1.2. A época clássica e a desrazão

A época clássica é, como já dissemos, o momento histórico privilegiado da pesquisa de Foucault. Isso se explica, entre outras razões, pelo movimento próprio de *História da loucura*, que consiste em procurar o *"a priori* histórico" ou as "condições de possibilidade" da psiquiatria moderna.[4] Para investigar essa

---

4 Com razão, Éribon (1996, p.95) sustenta que a tese de Foucault é marcada por influências filosóficas diversas e heterogêneas. A noção de *"a priori* histórico", por exemplo, pode ser interpretada à luz da fenomenologia de Husserl (cf. Nalli, 2006, p.93-106), ao passo que a expressão "condições de possibilidade" remete certamente a Kant. Sabe-se, aliás, que a tese complementar de Foucault consiste numa longa introdução à antropologia de Kant, que o autor escreveu para acompanhar sua tradução da *Antropologia de um ponto de vista pragmático*, do filósofo alemão. A propósito da mencionada heterogeneidade filosófica, cabe notar que Foucault (2011b) conclui sua introdução desarmando a questão kantiana "o que é o homem?" com o além-do-homem de Nietzsche – filósofo que, por sua vez, inspira a dimensão trágica da loucura explorada na tese principal. Nesta última, observa-se, ainda, a proximidade com a epistemologia francesa, sobretudo a de Canguilhem, mas também a de Bachelard, como Deleuze (1986, p.58) indica a partir da noção de "imaginário", muito presente em *História da loucura*. Além disso, o estruturalismo também compõe, de alguma forma, a diversidade filosófica da tese, tendo em vista a declarada intenção do autor em perseguir as

Saúde mental, depressão e capitalismo

formação histórica, o autor faz uso de um conceito central em sua tese: a desrazão. Essa "noção-chave" — como a considera Deleuze — deve ser notada desde o binômio que compõe o título original da tese (*Folie et déraison*), já que *História da loucura* não trata apenas da separação entre razão e loucura, mas também da separação entre uma experiência da loucura, cuja dimensão trágica comporta o acesso à razão, e a experiência da desrazão, caracterizada fundamentalmente como o negativo da razão (Deleuze, 1986, p.56).[5]

Porém, como se sabe, um conceito jamais é construído isoladamente: ele corresponde a verdadeiras práticas que se estabeleceram em relação a um determinado objeto. Em seu notável ensaio sobre essa questão, Paul Veyne afirma que a tese principal do pensamento de Foucault é a seguinte: "o que é *feito*, o objeto, se explica pelo que foi o *fazer* em cada momento da história; enganamo-nos quando pensamos que o *fazer*, a prática, se explica a partir do que foi feito" (Veyne, 1998, p.257, grifos do autor). Portanto, seguindo a lógica de que a prática *produz* o objeto,[6] que por sua vez toma a forma de conceito, Foucault

---

mutações estruturais sob influência de Dumézil (Foucault, 1999b, p.149-50).

5 Em função do que apresentamos, substituiremos sempre o termo "desatino", escolhido pelo tradutor da versão que consultamos de *História da loucura*, pelo termo "desrazão" (*déraison*), como consta rigorosamente na versão original em língua francesa.

6 Um exemplo contemporâneo e notável de tal procedimento pode ser observado em *A vida de laboratório*, de Latour e Woolgar (1997). Desmistificando a noção científica de "descoberta", que pressupõe, por sua vez, a ideia de "dado natural", os autores evidenciam a produção e a construção de um determinado fato científico segundo reiteradas práticas em um laboratório de neuroendocrinologia.

faz ver como a prática da época clássica sobre a loucura produziu a uniformidade conceitual da desrazão, mesmo que esta comporte existencialmente uma diversidade de figuras. Com esse espírito, mostrando como a prática do homem sobre o homem determina seus objetos, Foucault tem como finalidade última, em *História da loucura*, a desconstrução de um "falso objeto" (cf. Lebrun, 1983, p.79), que é a doença mental, tal como a prática psiquiátrica formulou conceitualmente seu objeto, tomado então como "dado natural". Mas, antes desse passo seguinte, é importante compreender como o conceito de desrazão é o efeito de uma prática fundamentada em torno de três acontecimentos relativamente simultâneos, que pareciam, até então, ter lógicas independentes.

O primeiro acontecimento explorado por Foucault é de ordem filosófica. Trata-se de uma interpretação singular que o autor empreende sobre a *Meditação primeira* [1641], de Descartes. Segundo Foucault (2003, p.45-8), esse texto fundador da modernidade filosófica apresenta um postulado incontestável: a certeza de não ser louco como a condição necessária do pensamento. Ou seja, enquanto o sonho e o erro não excluem a possibilidade do pensamento, a loucura o faz, pois se trata de uma extravagância, de uma possibilidade tão impossível que deve

---

Daí a tese dos autores de que a realidade científica é consequência, e não causa, ou seja, ela é produzida, e não descoberta, embora os cientistas insistam em fazer do *fato* um *dado*. A propósito disso, Nietzsche é ainda mais radical: questionando a veridicidade do próprio fato científico já produzido, o filósofo lhe atribui o estatuto de interpretação que, enquanto invenção, *introduz* arbitrariamente sentido, mas jamais o *extrai* do "texto da natureza". Sobre isso, ver, por exemplo, Nietzsche (1992, §12, p.19-20; §22, p.28-9).

Saúde mental, depressão e capitalismo

logo ser rigorosamente recusada pelo sujeito que duvida. Seguindo a lógica do *cogito* cartesiano, se o pensamento se constitui de fato como um procedimento impossível ao louco – visto que a loucura é a condição de impossibilidade do pensamento –, logo o reconhecimento de sua própria existência também lhe é inacessível. Tal modo de raciocinar implica, segundo Foucault, uma primeira e significativa redução da loucura ao silêncio, como, aliás, o autor de *História da loucura* continuará a sustentar posteriormente na célebre polêmica com Derrida (2001a). Segundo Foucault, a partir de Descartes haveria, então, o surgimento de uma razão que faz desaparecer a força da loucura, marcando uma divisão que a torna o negativo da razão e a exclui, a um só tempo, de qualquer possibilidade enunciativa e, assim, do acesso a qualquer verdade sobre o mundo ou sobre o próprio homem. Nota-se, então, um primeiro contorno filosófico da *desrazão*, conceito cujo prefixo sublinha a partilha, a negação, a exclusão.

Outro acontecimento problematizado por Foucault é de ordem religiosa. Trata-se de uma significativa inversão moral da miséria operada primeiro pelo protestantismo de Lutero e principalmente de Calvino, que, logo após, em meados do século XVII, contamina também todo o mundo católico. Segundo Foucault (2003, p.56-63), depois da sacralização da miséria no período medieval, o protestantismo, bem como o catolicismo contemporâneo do texto cartesiano, condenaram-na moralmente. Desse modo, esconjurar a miséria se tornou um dever não apenas social, em vista da emergente sociedade burguesa, mas também cristão, já que Deus, desde que foram criadas as casas de internação, não se deixaria mais confundir com os farrapos da miséria, como a mitologia cristã medieval fez crer, estabelecendo uma dialética entre a humilhação e a glória salvacionista. Ao contrário disso, são o trabalho e a acumulação da riqueza que permitem doravante a salvação da alma, como Weber (2004) demonstra em sua investigação sobre a gênese cultural do capitalismo moderno a partir do modo de vida ascético do protestante; a miséria passa a ser concebida apenas como obstáculo à ordem. Não cabe aqui descrever a estratégia religiosa de tal operação, mas indicar, assim como fizemos no caso da interpretação do texto cartesiano, a consequência que Foucault extrai disso, a saber: a certificação moral da internação dos miseráveis, pobres e ociosos com os loucos, na medida em que o conjunto dessas personagens perturba a ordem do espaço social. No interior dessa condenação moral e também social da miséria, há, ainda, uma valoração ética que a divide em pobreza submissa e pobreza insubmissa: à primeira, que expressa o bem, o internamento cumpre a função de benefício, e à outra, enquanto figura do mal que recusa a divindade, o internamento deve ser infligido a título de punição. Para além da pobreza, semelhante valoração ética constitui uma das características centrais do internamento clássico, que, antes de qualquer conhecimento "objetivo" da loucura, a julga moralmente:

> O internamento se justifica assim duas vezes, num indissociável equívoco, a título de benefício e a título de punição. É ao mesmo tempo recompensa e castigo, conforme o valor moral daqueles sobre quem é imposto. Até o final da era clássica, a prática do internamento será considerada nesse equívoco: ela terá essa estranha convertibilidade que a faz mudar de sentido conforme o mérito daqueles a quem se aplica. (Foucault, 2003, p.61)

Saúde mental, depressão e capitalismo

Com a palavra "internamento", já se introduz outra ordem de acontecimentos. Com efeito, a condenação moral da miséria corrobora a prática social de internação; os eventos se interpenetram de tal modo que, mostra Foucault, nem mesmo um texto filosófico, inicialmente sem finalidade histórica e social, encontra-se isolado – pelo contrário: ele próprio é um acontecimento fundamental para a prática que produz a desrazão.

O terceiro acontecimento é central na tese de Foucault, dado seu estatuto histórico-social que de certa forma atribui sentido e materialidade à ordem filosófica e moral dos outros dois. Trata-se da fundação, quinze anos depois da publicação das *Meditações metafísicas*, do Hospital Geral em Paris, cuja finalidade é instaurar uma nova prática de isolamento, voltada não apenas à loucura, mas a todos aqueles que subvertem o imaginário social da época. De partida, Foucault (2003, p.50) adverte: tal instituição não tem ainda caráter médico, mas semijurídico, na medida em que lhe compete decidir, julgar e condenar as condutas.

De fato, o termo "hospital" nem sempre designou um estabelecimento médico. Como sua etimologia já indica, a palavra se refere, antes de tudo, a "casa para hóspedes" – tendo sido tal função caritativa desempenhada especialmente na Idade Média. Criado pelo poder real francês, o Hospital Geral, por sua vez, deixa de ser uma instituição de caridade para se tornar um estabelecimento de controle e de ordem social e política. É apenas na segunda metade do século XVIII, sobretudo após a Revolução Francesa, que os médicos ocupam inteiramente essas instituições a fim de humanizá-las, conforme o espírito da época, mediante a introdução de tratamento. Somente assim o hospital foi medicalizado, ou seja, tornado uma instituição exclusivamente médica, cuja função não seria mais nem abrigar nem controlar, mas tratar – daí o modelo médico ocidental ser basicamente "hospitalocêntrico", como se convencionou designá-lo (cf. *idem*, 1979, p.99-111; Amarante, 2007, p.21-7). Por ora, voltemos a atenção para o Hospital Geral, acontecimento cuja centralidade se justifica na tese de Foucault em função de sua relevância para a própria história da psiquiatria, tornando-se, assim, como veremos em seguida, determinante também para o novo campo denominado "saúde mental".

Em primeiro lugar, cabe observar que, do mesmo modo que procede com relação à doença mental, à clínica, ao homem enquanto objeto das ciências humanas, à prisão e a outros casos, Foucault (2003, p.53) também atribui à internação, que justifica a fundação do Hospital Geral, o estatuto de invenção:[7] "O Classicismo inventou o internamento, um pouco como a Idade Média a segregação dos leprosos; o vazio deixado por estes foi ocupado por novas personagens no mundo europeu: são os 'internos'". Efetivada por um "simples decreto adminis-

---

7 Deve-se observar nisso uma nítida influência de Nietzsche, já que o procedimento genealógico do filósofo alemão sustenta insistentemente o caráter inventivo não apenas do conhecimento, dos valores e da linguagem, mas também das finalidades institucionais: trata-se sempre de se apoderar de algo e lhe introduzir um novo sentido (cf. Nietzsche, 1998, §12, p.65-8). Questionado, a propósito, se seu projeto consistiria em uma "nova genealogia da moral", o próprio Foucault (1994, v.4, p.731) responde com olhar retrospectivo sobre *História da loucura*: "sem a solenidade do título e a grandeza que Nietzsche lhe impôs, eu diria que sim". Sobre a influência exercida pela noção nietzscheana de "invenção" na pesquisa do filósofo francês, ver Foucault (1999a, p.13-27).

Saúde mental, depressão e capitalismo

trativo" que faz a história oscilar mais do que quaisquer grandes batalhas, como bem observa Blanchot ([s.d.], p.18-9), tal invenção marca socialmente o caminho "progressivo" de uma cultura assentada nos privilégios da razão: todo seu *outro* será, doravante, depositado e esquecido nessas instituições. Foucault (2003, p.55) oferece uma definição basilar disso que logo se espalhou por toda a Europa: "Em cinquenta anos, o internamento tornou-se um amálgama abusivo de elementos heterogêneos". Mas quais são esses diferentes rostos e o que lhes dá esse destino?

Os homens da desrazão são variados tipos que a percepção social reconhece e isola; têm diferentes proveniências, cuja extravagância, no espaço comum do internamento, compõe, porém, a unidade conceitual da desrazão. É que, para Foucault, a época clássica *percebe* o louco em sua irregularidade, e apenas daí uma nosologia médica ainda embrionária[8] tenta *deduzir* a loucura, que se caracteriza primordialmente pelo afastamento da razão (*ibidem*, p.187). Do ponto de vista religioso, os homens da desrazão são os que praticam o ateísmo, a feitiçaria, a magia, a profanação, a blasfêmia, o suicídio mal sucedido; segundo uma determinada ética sexual, são os homossexuais, os libertinos, os sodomitas, os doentes venéreos, as prostitutas, os que transgridem ou recusam a obrigação contratual do matrimônio; conforme a ordem político-econômica emergente, são os improdutivos de toda sorte (miseráveis, ociosos, bêbados,

---

8 No capítulo "O louco no jardim das espécies" (Foucault, 2003, p.177-208), dedicado à nosologia médica da época clássica, o filósofo mostra como as tentativas de classificação das doenças do espírito se inspiravam no modelo da classificação racional da botânica.

desempregados, vagabundos etc.). Todos, então, se misturam com os "cabeças de vento": extravagantes, lunáticos, furiosos, estranhos diversos que se assemelham à animalidade ou à infância, símbolos maiores da ausência de razão a serem brutalmente domesticados, já que são irresponsáveis e incapazes, na qualidade de sujeitos jurídicos, e perturbadores e escandalosos, enquanto seres sociais. A partir do que nomeou poética e eufemisticamente no prefácio de 1961 como "arquivos um pouco empoeirados da dor" (Foucault, 1999a, p.148), o filósofo francês evidencia, ao longo de sua tese, como esses variados rostos marcados pela imoralidade foram sistematicamente reduzidos à categoria comum da insanidade e, assim, silenciados nesta invenção da época clássica destinada à condenação ética e moral do erro: o internamento, que condiciona, por sua vez, a emergência da doença mental moderna.[9]

O internamento surge, portanto, como reformador moral: deve-se administrar a moral assim como se administra a economia. Como se lê em *História da loucura*, a questão econômica relativa à administração é de fato fundante para a nova sensibilidade social que justifica a distribuição das casas de internamento em toda a Europa, pois se trata, antes de tudo, de condenar a ociosidade e outras formas improdutivas de desordens, entre as quais se encontra, evidentemente, a própria loucura.

---

9 Um exemplo emblemático da continuidade da condenação moral do "erro" que fundamenta a concepção psiquiátrica – e, portanto, "científica" – de doença mental consiste na homossexualidade. A categoria deixa de ser inteiramente considerada patologia psiquiátrica apenas com a publicação da terceira edição revisada do DSM em 1987 (cf. Russo; Venâncio, 2006, p.470-2).

Saúde mental, depressão e capitalismo

O gesto que, ao traçar o espaço de internamento, conferiu-lhe um poder de segregação e atribuiu à loucura uma nova pátria, por mais coerente e ordenado que seja esse gesto, não é simples. Ele organiza numa unidade complexa uma nova sensibilidade à miséria e aos deveres da assistência, novas formas de reação diante dos problemas econômicos do desemprego e da ociosidade, uma nova ética do trabalho e também o sonho de uma cidade onde a obrigação moral se uniria à lei civil, sob as formas autoritárias da coação. Obscuramente, esses temas estão presentes na construção das cidades de internamento e em sua organização. São eles que dão sentido a esse ritual e explicam em parte o modo pelo qual a loucura é percebida e vivida pela era clássica. (Foucault, 2003, p.55-6)

Nota-se que o internamento corresponde, *grosso modo*, a uma valorização ética do trabalho, que é percebido pela era clássica como panaceia para todos os males sociais. Assim sendo, o internamento não só recolhe uma população improdutiva, como também lhe oferece trabalho em seu interior, segundo diferentes estratégias que mais tarde tornar-se-ão até mesmo técnicas "terapêuticas".[10] Porém, na época clássica, o internamento ain-

---

10 Veremos que a função terapêutica exercida pelo trabalho é uma importante parte constitutiva do "tratamento moral", fundado posteriormente pela psiquiatria positiva de Pinel. Na época clássica, além do tema da panaceia representado em grande medida também pelo uso do ópio e de outros medicamentos de ordem vegetal e mineral, foram utilizadas técnicas terapêuticas que não se restringiram à prática médica e se desenvolveram essencialmente fora dos muros do internamento. Do ponto de vista mais "fisiológico", destacam-se a consolidação (absorção da força do ferro, por exemplo, de modo

Elton Corbanezi

da não pretende ser uma solução médica para doentes; consiste, antes, em uma questão de polícia – medida sociojurídica que é reforçada e solicitada também tanto pela moral religiosa quanto pelas exigências familiares.

Vimos, em linhas gerais, a condenação da miséria efetivada sob influência da moral religiosa. Diante de uma nova sensibilidade social que valoriza o trabalho, o internamento é tratado por Foucault como problema de polícia, visto que sua concepção primordial se assentava na ideia de saneamento, cuja finalidade seria fazer desaparecer todos aqueles que comprometiam a manutenção da ordem social, econômica, política e cultural. O internamento, diz o autor, "não tem nenhuma unidade institucional além daquela que lhe pode conferir seu caráter de 'polícia'" (*ibidem*, p.103). Imersa nesse imaginário, a família coopera com tal problema de polícia, na medida em que a ordem da estrutura familiar deveria ser concebida como regra

---

a consolidar os elementos frágeis do organismo que desencadeiam a loucura), a purificação com técnicas de detersão e de derivação (transfusões sanguíneas, produção de sangramentos, purgação, ingestão de produtos saponáceos, aplicação de vinagre etc.), a imersão (usufruto dos benefícios da água enquanto regulador fisiológico universal, entre os quais se destaca a prática de duchas quentes e/ou frias, conforme a qualidade das doenças) e a regulação do movimento (atribuição de movimentos como passeios ou viagens, a fim de introduzir ao doente as regras do movimento real e regular do mundo exterior). A essas, somam-se outras técnicas de caráter mais "psicológico" (apesar da inexistência da psicologia enquanto disciplina científica), como o uso da música, da paixão, do medo, da representação teatral etc., que cumprem a função de um despertar para a verdade real do mundo exterior (cf. Foucault, 2003, p.297-338).

Saúde mental, depressão e capitalismo

social e norma para a razão – daí decorre a prioridade atribuída à família para a solicitação e obtenção de internamento, colocado então já à disposição da nova ordem familiar burguesa. Delineia-se, assim, o sentido dessa invenção que tem o caráter de resposta institucional à percepção da vida em sociedade:

> A partir da era clássica e pela primeira vez, a loucura é percebida através de uma condenação ética da ociosidade e numa imanência social garantida pela comunidade do trabalho. Esta comunidade adquire um poder ético de divisão que lhe permite rejeitar, como num outro mundo, todas as formas de inutilidade social. É nesse *outro mundo*, delimitado pelos poderes sagrados do labor, que a loucura vai adquirir o estatuto que lhe reconhecemos. Se existe na loucura clássica alguma coisa que fala de *outro lugar* e de *outra coisa*, não é porque o louco vem de um outro céu, o do insano, ostentando seus signos. É porque ele atravessa por conta própria as fronteiras da ordem burguesa, alienando-se fora dos limites sacros de sua ética. (*ibidem*, p.73, grifos do autor)

Os grifos do autor na palavra *outro* sublinham o sentido do internamento em uma cultura que privilegia essencialmente a razão e o encantamento moral do trabalho. Todo *outro* em relação a isso se torna, portanto, seu negativo. Por isso, conforme a formulação do filósofo e matemático Michel Serres (1969, p.183), a linguagem que traduziria o espaço destinado ao *outro* pela percepção clássica seria um "geometral de negatividades", já que comporta em si todos os negativos possíveis. Certamente, a expressão mais evidente a esse respeito é o próprio conceito negativo de desrazão, que captura uma multiplicidade existencial e toma forma institucional com a prática de internação de toda inutilidade social: "Na era clássica, indigência,

49

preguiça, vícios e loucura se misturam numa mesma culpabilidade no interior da desrazão" (Foucault, 2003, p.489).

Deleuze (1986, p.55-75; 1992, p.120-1) sustenta que o princípio histórico de Foucault se traduz na ideia de que toda formação histórica enuncia e vê tudo aquilo que lhe diz respeito. Com efeito, percebe-se como o conceito de desrazão corresponde aos acontecimentos filosóficos, morais, histórico-sociais e mesmo nosológicos da época clássica. Com exceção de um significativo desvio que confere a uma determinada experiência artística e filosófica o sentido positivo da desrazão,[11] encontram-se, ao longo da tese de Foucault, diferentes passagens que a caracterizam como o avesso imediato da razão, uma "forma vazia, sem conteúdo nem valor, puramente negativa" (Foucault, 2003, p.176). E, no interior dessa multiplicidade existencial que a desrazão expressa, a loucura, enquanto "diferença imediata, negatividade pura, aquilo que se denuncia como não-ser" (*ibidem*, p.184), tem lugar de destaque.

1.3. A modernidade e a doença mental

Foucault sustenta em sua tese que o advento da psiquiatria não se deve ao desenvolvimento de técnicas médicas —

---

11 A propósito do sentido subversivo da desrazão na época clássica, destacam-se, ainda, as belas páginas que Foucault (2003, p.341-50) dedica ao *O sobrinho de Rameau*, de Diderot. Segundo Foucault, essa obra do século XVIII representa — assim como as de Sade e de Goya — um acontecimento singular da época: devido à sua força isolada, o autor a caracteriza como um relâmpago entre os poderes trágicos da loucura renascentista e de sua face moderna, que aparece nos últimos textos de Nietzsche, assim como nas vociferações de Artaud.

Saúde mental, depressão e capitalismo

nosologia, etiologia e terapia[12] – da época clássica, mas, antes, à sua prática sociojurídica de internação. Dessa perspectiva, portanto, a doença mental, enquanto conceito constitutivo da psiquiatria moderna, tem sua proveniência em práticas que produziram a desrazão clássica. O recurso ao termo "proveniência" não é despropositado: procedendo assim, procura-se inviabilizar a leitura que tende a atribuir uma "origem" sublime à psiquiatria na medida em que "encontra" a doença mental, como se tal especialidade médica tivesse realizado, em nome da ciência, da cura e da filantropia, um salto inicial essencialmente nobre com a conversão de determinadas condutas desviantes em fato médico.[13] Em vez de natural e a-histórico, o "fato" de a loucura constituir uma patologia – como o conceito de doença

---

12 Mencionamos circunstancialmente o estudo das classificações das doenças, assim como as técnicas utilizadas com finalidade terapêutica na época clássica. Junto a essas, apresentam-se sempre as hipóteses etiológicas, que, bastante diversas, são consideradas do ponto de vista tanto fisiológico (origem cerebral ou na fisiologia do sistema nervoso, por exemplo) quanto psíquico-social (desenvolvimento da civilização, excessos passionais, distanciamento do presente imediato por meio de atividades intelectuais abstratas e complexas etc.).

13 Vale ressaltar uma vez mais a influência da genealogia nietzscheana na pesquisa de Foucault, já que, questionando o valor dos valores, Nietzsche (1998) demonstra a desprezível proveniência de valores tidos como nobres e bons. Para uma leitura precisa a respeito da distinção entre os termos origem (*Ursprung*), proveniência (*Herkunft*) e emergência (*Entstehung*) na obra de Nietzsche e sua influência nas pesquisas do filósofo francês, ver Foucault (1979, p.15-37). Enquanto *Ursprung* designa uma origem primordial e essencial (metafísica), *Herkunft* e *Entstehung* marcam o objeto e o procedimento próprios da genealogia.

mental dá a ver – deveria ser considerado antes como um confisco preparado longamente pela cultura ocidental, mas jamais determinado pela própria essência da loucura, como o novo espírito positivo desejava fazer crer. Sendo assim, é a captura que condiciona a novidade das luzes: não se trata em momento algum de "descoberta" de uma entidade ou de uma estrutura patológica, mas sim de produção de sentido de determinada experiência. Atribuindo, então, a proveniência da doença mental, enquanto objeto "científico" da psiquiatria, a uma prática produtora da desrazão, Foucault (2003, p.107) afirma:

> É a partir dela [da desrazão] que se torna necessário compreender a personagem do louco tal como ele surge na época clássica e a maneira pela qual se constitui aquilo que o século XIX acreditará reconhecer, entre as verdades imemoriais de seu positivismo, como a alienação mental. [...] Anexando ao domínio da desrazão, ao lado da loucura, as proibições sexuais, os interditos religiosos, as liberdades do pensamento e do coração, o Classicismo formava uma experiência moral da desrazão que serve, no fundo, de solo para nosso conhecimento "científico" da doença mental.

Torna-se claro, segundo essa perspectiva, como a transformação da casa de internamento em asilo destinado à cura não se efetuou mediante a introdução progressiva da medicina, que se desenvolvia no exterior da internação, "mas através de uma reestruturação interna desse espaço ao qual a era clássica não havia dado outras funções além das de exclusão e correção" (*ibidem*, p.433).

Saúde mental, depressão e capitalismo

Partindo do momento histórico alcançado na tese de Foucault, Robert Castel (1978) também sustenta que o advento da psiquiatria se deve ao deslocamento de uma experiência essencialmente política, jurídica e administrativa para uma experiência médica que pretende, então, definir seu objeto tecnicamente. Uma expressão legal dessa "conquista" médica, argumenta o sociólogo, consiste na implantação da lei francesa de 1838 que impede o judiciário de ser o operador ativo de internação, conferindo autoridade absoluta ao poder médico.[14]

A tentativa de redução à objetividade não é, contudo, exclusividade da psiquiatria nascente: a loucura adquire o estatuto de objeto no momento em que o homem pretende se tornar sujeito e objeto de si mesmo. Mais ao final de *História da loucura*, Foucault (2003, p.456-7) escreve ao menos duas páginas que pressagiam esta questão central desenvolvida posteriormente em sua arqueologia das ciências humanas: a configuração epistêmica que tornou possível a suposta objetividade científica relativa à existência humana. A respeito dessa dobra do homem sobre ele mesmo, dessa consciência epistemológica de si como condição de possibilidade de um saber que se pretende

---

14 Implantada na França, a lei de 30 de junho de 1838 tinha como objetivo, pela primeira vez na história, regulamentar o regime de alienados. Essa lei é considerada por Castel (1978) como um marco legislativo que representa a "idade de ouro" do alienismo francês, período este que se estende do nascimento da tecnologia psiquiátrica com Pinel nos anos 1790 até 1860, quando se apresentam críticas sistemáticas, advindas sobretudo do poder judiciário, à "síntese alienista" e ao poder médico conferido pela lei. Em sua pesquisa, o sociólogo circunscreve as controvérsias antecedentes e procedentes dessa lei, que ainda continuava a ser revisada no momento de publicação de seu trabalho em 1977 (cf. Castel, 1978, p.251).

positivo – problema posto em *As palavras e as coisas*, mas que é determinante também para a experiência positivista da doença mental –, escreve o filósofo já em sua tese:

> No grande tema de um conhecimento positivo do ser humano, a loucura, portanto, está sempre em falso: ao mesmo tempo objetivada e objetivante, oferecida e recuada, conteúdo e condição. Para o pensamento do século XIX, para nós ainda, ela tem a condição de uma coisa enigmática: inacessível, de fato e no momento, em sua verdade total, não se duvida, contudo, que ela um dia se abra para um conhecimento que poderá esgotá-la. [...] A eventualidade de estar louco, para o homem, e a possibilidade de ser objeto se encontram ao final do século XVIII, e este encontro deu nascimento ao mesmo tempo (neste particular não há um acaso nas datas) aos postulados da psiquiatria positiva e aos temas de uma ciência objetiva do homem. (*ibidem*, p.457)

Não se duvida que a loucura "um dia se abra para um conhecimento que poderá esgotá-la"; mas seria possível perguntar como, já que a loucura "está sempre em falso". Com efeito, diferentemente da anatomia patológica, que a partir da abertura dos cadáveres encontra a estrutura patológica subjacente, a psiquiatria não localiza o corpo patológico que definiria tecnicamente seu objeto e torná-la-ia uma ciência verdadeiramente médica. Ou seja, se com a anatomia patológica de Morgagni a Bichat a noção de *sede* substitui a de *classe* – ainda que com Bichat a *sede* não deva mais ser considerada a causa da doença, mas apenas seu foco primitivo (cf. *idem*, 2008a, p.155) –, o mesmo não se passa com a psiquiatria da época. Apesar das diversas autópsias realizadas a fim de identificar lesões nos

Saúde mental, depressão e capitalismo

cérebros de alienados (cf. *idem*, 2006, p.319, 340-1; Birman, 1978, p.51-9; Castel, 1978, p.107-8), as *figuras de localização* da doença carecem de prova, não podendo substituir o caráter fenomenológico e descritivo das patologias distribuídas segundo uma *ordem classificatória*[15] – para o que, inclusive, a disposição espacial do asilo foi fundamental. Por essa razão, Castel (1978, p.102) pode afirmar que a psiquiatria de Pinel se manteve no quadro da classificação das espécies, assim como a medicina da

---

15 Não sem polêmica, uma exceção a respeito da localização do substrato orgânico da doença mental a partir da anatomia patológica reside na paralisia geral, descoberta por Bayle em 1822 (cf. Foucault, 2006, p.165, 175, 347, 375-6, 398). De qualquer forma, porém, da predominante ausência do corpo anatomoclínico decorre, segundo Birman (1978, p.346), a "mania classificatória" da psiquiatria do século XIX. Importa dizer que esse paradigma fundador da psiquiatria permanece essencialmente inalterado, já que a racionalidade classificatória da psiquiatria contemporânea, tal como expressa sobretudo a partir do DSM-III, pretende ser fundamentalmente "a-teórica" e "descritiva". Um acontecimento notável a respeito da permanência do paradigma baseado na descrição de sintomas consiste na polêmica produzida pelo National Institute of Mental Health (Instituto Nacional de Saúde Mental – NIMH, na sigla em inglês), situado também nos EUA, em torno da recente publicação do DSM-5 (APA, 2013). A polêmica se deve fundamentalmente ao fato de a American Psychiatric Association (APA) ter mantido a sintomatologia como critério diagnóstico, em vez de ter incorporado em seu manual dados neurobiológicos que pretendem mostrar o funcionamento biológico de transtornos mentais, o que poderia corresponder ao esforço existente ainda hoje de tornar a psiquiatria mais científica e objetiva. Nessa polêmica, tudo se passa como se a psiquiatria tivesse mantido a noção de *classe* a contragosto da neurociência e da neurobiologia, que mobilizam suas técnicas à procura da *sede* dos transtornos mentais. Sobre a oposição ao manual da APA, conferir o artigo do então diretor do NIMH, Thomas Insel (2013).

época clássica se inspirou no paradigma botânico: "A constituição de uma ciência da alienação mental é pura e simplesmente o decalque desse método classificatório da medicina geral do século XVIII, ele próprio herdado das ciências naturais". Percebe-se, então, como a psiquiatria se encontrava em absoluta discordância com o axioma da medicina moderna:

> Se existe um axioma em medicina, é a proposição de que não há doença sem sede. Caso se admita a opinião contrária, seria preciso admitir, também, que existem funções sem órgãos, o que é um evidente absurdo. A determinação da sede das doenças, ou sua localização, é uma das mais belas conquistas da medicina moderna. (Bouillaud *apud* Foucault, 2008a, p.154-5)

É importante dizer que o problema da não localização do corpo patológico foi colocado não apenas por todos os críticos da psiquiatria, como reconhecido até mesmo pelo próprio Pinel, a quem se atribui o título de fundador dessa especialidade médica. Combatendo a hipótese da escola organicista da época, Pinel (1809, p.154-5) afirma:

> Um preconceito dos mais funestos à humanidade, e que é, talvez, a causa deplorável do estado de abandono no qual se deixa em quase todo lugar os alienados, é de considerar seu mal como incurável e de atribuir-lhe uma lesão orgânica no cérebro ou em qualquer outra parte da cabeça. Posso assegurar que nos numerosos casos que reuni sobre a mania delirante tornada incurável ou terminada com uma outra doença funesta, todos os resultados da abertura dos corpos, comparados aos sintomas que se manifestaram, provam que esta alienação tem em geral um caráter pura-

Saúde mental, depressão e capitalismo

mente nervoso e que não é o produto de nenhum vício orgânico da substância do cérebro [...].[16]

Relacionado ao problema da localização, encontra-se a ampla e irresolúvel – irresoluta, ao menos – questão da causalidade da patologia mental. *Grosso modo*, a disputa se circunscreve em torno da escola organicista ou somaticista (Broussais, Bayle, Rostan, Georget) e da escola psicológica (Pinel, Esquirol, Leuret), havendo ainda o "ecletismo" da escola interacionista – nos termos de Birman (1978, p.46) – de Falret e Fodéré, que expressa uma combinação das outras duas. Embora priorizasse mais a prática que o estudo da causa produtora da patologia, a escola psicológica apresenta à época maior força com sua hipótese moral (social e psíquica) da patologia em diferentes sentidos médicos (causa, sintoma e terapia), como mostra de maneira exemplar o título da tese de Esquirol, proeminente discípulo de Pinel: *Des passions considérées comme causes, symptômes et moyens curatifs de l'aliénation mentale* [1805].[17] Sobre a prepon-

---

16 Por não encontrar a sede da patologia, Pinel sugere, em discussões com Bichat, o conceito de "alienação mental" enquanto categoria única que comporta subespécies, em vez de doença mental, como seus sucessores designaram posteriormente a multiplicidade de patologias mentais (cf. Castel, 1978, p.155-6, 257-8; 1987, p.69; Amarante, 2007, p.30). Contudo, a partir de Pinel, dever-se-ia conferir aos loucos internados não mais o estatuto de excluídos, mas de enfermos, configurando-os, portanto, como objeto médico.

17 Tal trabalho foi publicado apenas quatro anos após a primeira versão do *Traité médico-philosophique sur l'aliénation mentale* [1801], de Pinel. Cabe observar que posteriormente, em *Des maladies mentales considérées sous les rapports médical, hygiénique et médico-légal* [1838], Esquirol se aproxima da concepção orgânica da loucura (cf. Pessotti, 1994,

derância do excesso de paixões, que alude à concepção moral da alienação mental, afirma Castel (1978, p.108):

> Quando se lê os textos da escola, percebe-se que ela oscilou entre dois modelos da doença mental: um esquema organicista supondo uma lesão localizada na origem da doença; uma nosografia moral e social dos sintomas da desordem remetendo a uma psicopatologia das paixões e a um terreno social patogênico. Certos escritos, dentre os mais "teóricos", afirmam a supremacia do primeiro modelo. Mas, em última análise, a escola alienista sempre se inclinou para o lado do segundo. Ainda em 1874, o relatório dos inspetores gerais dos asilos defende, nas categorias de Pinel e de Esquirol, a grande síntese prática do alienismo.

Como se nota, já nesse momento, que é designado usualmente como alienismo, a questão prática é anterior à teórica, contrariamente à proposição de que toda ciência prática não pode vir senão após a ciência teórica (cf. Bastide, 1967, p.4). Sabe-se que o gesto considerado fundador da psiquiatria reside na célebre "libertação" dos loucos acorrentados promovida por Pinel em 1793 em Bicêtre.[18] Ao lado do Retiro (*Retreat*), espécie de "fazenda rústica" criada filantropicamente na Ingla-

---

p.171-2; 1999, p.63; Birman, 1978, p.57-9). Como registra Castel (1978, p.98), a notoriedade de Pinel era ainda como "médico-enciclopédico"; o primeiro especialista de fato é Esquirol, pois é a partir dele que se abre "toda uma carreira consagrada à alienação mental".

18 Embora o gesto pineliano tenha se sobressaído no registro de nascimento da psiquiatria, importa sublinhar que não se tratava de um acontecimento absolutamente isolado. No contexto de reforma em vista do tratamento da loucura, destacam-se ainda Colombier e

Saúde mental, depressão e capitalismo

terra por Samuel Tuke para curar os alienados, Foucault (2003, p.459-60) descreve também o ato de Pinel, cujas imagens "levarão longe – até nossos dias – sua importância lendária". A partir dessa afirmação, já é possível justificar o uso das aspas no termo "libertação": problematizando tal gesto, Foucault argumenta sê-lo essencialmente mítico. Primeiro porque a libertação e a separação dos loucos nas casas de internação não seriam novidades, pois isso já havia sido projetado e executado anteriormente (cf. *ibidem*, p.395, 417, 474). Depois – e mais importante na tese do autor –, em razão da operação ter como efeito um novo aprisionamento, que deveria grassar doravante nas profundezas da consciência. Trata-se da introdução da culpa no doente por meio da "angústia fechada da responsabilidade" que ele deveria ter diante de seu estado e da perturbação moral que provoca à sociedade. Ironicamente, Foucault afirma como a obra "filantrópica" e "libertadora" de Pinel, assim como a de Tuke, funcionaria como um "microcosmo judiciário": interiorizando a instância judiciária por meio da culpa, nasceria o remorso punitivo a ser prolongado "indefinidamente na consciência" (*ibidem*, p.476-96). Portanto, ao contrário da efetiva dimensão jurídica da internação clássica, tal processo seria, a partir de então, mais psicológico que judiciário.

O louco "libertado" por Pinel e, depois dele, o louco do internamento moderno são personagens sob processo. Se têm o privi-

---

Tenon também na França, Chiarugi na Itália, Samuel Tuke e Haslam na Inglaterra e Cullen nos Estados Unidos. De todo modo, é consensual a afirmação de que foi Pinel quem reuniu com clareza os princípios constitutivos do alienismo (cf. Castel, 1978, p.80-1; Birman, 1978, p.1-13).

légio de não mais serem misturados ou assimilados a condenados, são condenados a estar, a todo momento, sujeitos a um ato de acusação cujo texto nunca é revelado, pois é toda vida no asilo que o formula. O asilo da era positivista, por cuja fundação se glorifica a Pinel, não é um livre domínio de observação, de diagnóstico e de terapêutica; é um espaço judiciário onde se é acusado, julgado e condenado e do qual só se consegue a libertação pela versão desse processo nas profundezas psicológicas, isto é, pelo arrependimento. A loucura será punida no asilo, mesmo que seja inocentada fora dele. Por muito tempo, e pelo menos até nossos dias, permanecerá aprisionada no mundo moral. (*ibidem*, p.496)

Desse modo, a introdução da culpa deveria funcionar como estratégia terapêutica — esse seria um dos sentidos mitológicos de um gesto cuja glorificação justificar-se-ia como sendo a aurora de uma verdade científica destinada à cura. Em vez de ciência, Foucault sustenta que a estratégia consistiria em um novo aprisionamento moral: não à toa, a cura será reconhecida por Pinel a partir da reconversão do doente em tipos sociais cristalizados. Não sendo mais concebido como um animal absolutamente estranho ao homem, tal como o era na desrazão clássica, o louco é reconhecido como curado a partir do momento em que pode desempenhar determinada função social moralmente reconhecida e aprovada. As lendas de Pinel e Tuke, afirma Foucault, "transmitem valores míticos que a psiquiatria do século XIX aceitará como evidências naturais" (*ibidem*, p.476).

Em conformidade com semelhante leitura, Robert Castel (1978, p.82-5) sustenta que a fundação da psiquiatria atribuída a Pinel não se deve à célebre libertação dos acorrentados, mas

Saúde mental, depressão e capitalismo

à distribuição dos internos que o médico-humanista promoveu no espaço asilar, determinando, assim, a produção da verdade da doença segundo uma lógica classificatória. É a distribuição sistemática dos insanos, primeiro em Bicêtre e depois em Salpêtrière, que teria produzido a nova racionalidade classificatória sobre a doença, em consonância, de alguma forma, com a "faculdade de discernir" que define etimologicamente o termo "diagnóstico". Classificando a população interna, funda-se uma ciência. Daí o duradouro programa de base da medicina alienista, que vê no hospital um dispositivo central e indispensável à cura, desde que seja operado pelo médico esclarecido. É conhecido o importante axioma formulado por Esquirol, alienista que, de acordo com Foucault (2006, p.444), projetou o asilo ideal: "Uma casa de alienados é um instrumento de cura; nas mãos de um médico hábil é o agente terapêutico mais potente contra as doenças mentais" (Esquirol, 1838, p.398).

Compondo o dispositivo asilar, concebido então como máquina de cura, a tecnologia pineliana comporta ainda os seguintes elementos inter-relacionados: um código teórico (nosografia), uma tecnologia de intervenção (tratamento moral) e o doente, cujo estatuto implica uma posição de menoridade em sua relação com o novo poder médico. Vimos rapidamente que a nosografia introduzida por Pinel mantém o *corpus* e o paradigma da medicina do século XVIII, diferentemente da medicina moderna, que a partir da anatomia patológica localizava a individualidade e a especificidade da doença. A novidade consiste, contudo, no fato de que é a mais recente disposição dos internos no asilo que fundamenta a classificação nosográfica da doença. Focada no aspecto descritivo dos sintomas — sintomatologia vigente ainda hoje —, a nosografia da medicina mental se baseia sobretudo nos excessos e faltas aferidos segundo critérios que avaliam a normalidade social da conduta.[19] Daí serem considerados como sintomas, por exemplo, excitação nervosa ou grave agitação, instinto furioso, abatimento, impulsividade, desregramento, imprevisibilidade, ideia fixa, periculosidade, imoderação, orgulho desmedido etc.

De maior primazia, porém, é a intervenção prática designada tratamento moral, em torno da qual se circunscreve todo o dispositivo asilar. Inicialmente elaborada por Haslam, na Inglaterra, a "técnica médica" logo foi adotada na França por Pinel e levada a cabo com Leuret, autor de *Du traitement moral de la folie* [1840]. Convivendo e ao mesmo tempo convergindo com outras intervenções de caráter físico e medicamentoso, o tratamento moral consiste na resposta mais adequada à percepção moral da loucura. A justificativa disso é seu próprio princípio: combater a desordem moral que assola o alienado e produz a alienação por meio da ordem e de um sistema rígido de objeções, de modo a controlar e regular todas as atividades cotidianas. Dessa maneira, ao contrário da resignação a respeito da incurabilidade de algumas alienações, sustentada posteriormente pelo organicismo, notadamente pela teoria da degene-

---

19 Visto que os critérios de normalidade psiquiátrica são as condutas socialmente reguladas, torna-se ilustrativo recorrer à definição de normal apresentada por Canguilhem (2002, p.95), de modo a perceber a fecundidade da instauração do patológico na psiquiatria. Fazendo uso do *Vocabulaire technique et critique de la philosophie*, de Lalande, o autor explicita que "é normal, etimologicamente — já que *norma* significa esquadro — aquilo que não se inclina nem para a esquerda nem para a direita, portanto o que se conserva num justo meio-termo [...]".

Saúde mental, depressão e capitalismo

rescência de Morel,[20] o "humanismo" do tratamento moral se traduz na insistência de sempre tratar o doente.

Nesse ponto, vale um rápido – porém não menos importante – parêntese. A despeito das recorrentes críticas direcionadas à filantropia e ao humanismo dos alienistas – críticas empregadas sobretudo por causa do caráter coercitivo desse sistema "científico" de tratamento, assentado no paradigma de internação, que perdurou irrefreavelmente, no Ocidente, até pelo menos a segunda metade do século XX –, é preciso reconhecer a intencionalidade efetivamente terapêutica dos médicos na primeira revolução psiquiátrica, já que é apenas o confortável distanciamento histórico que nos permite avaliar hoje os acertos e erros de seus empreendimentos. Ademais, embora seja óbvio, é necessário dizer ainda: há que se reconhecer também a complexidade biológica, psíquica, social e moral do objeto psiquiátrico – o "material humano", nas palavras de Goffman (2007). Daí, aliás, a psiquiatria ser efetivamente uma "medicina especial", com estabelecimentos, leis e médicos "especiais". Em todo caso, a ressalva não dispensa a crítica, pois é justamente tal complexidade que parece impedir a tentativa de redução de seu

---

20 Embasada na hereditariedade, a teoria da degenerescência sustentada por Morel [1857] pretende, *grosso modo*, superar o paradigma da nosografia pineliana, substituindo a descrição dos sintomas pela causalidade orgânica e oculta da patologia mental. Tendo como objeto os degenerados (loucos, criminosos, prostitutas, bêbados, neurastênicos, violentos e, inclusive, a genialidade excepcional do artista criador), o objetivo dessa teoria seria encontrar a biogênese da patologia social. A passagem da semiologia para a etiologia da patologia mental, segundo a concepção fisicalista de Morel, consistiu numa importante estratégia de inserção da psiquiatria na medicina.

Elton Corbanezi

objeto à categoria científica e positiva. Disso provêm, portanto, as diversas qualificações críticas dirigidas à cientificidade psiquiátrica: na medida em que seu objeto seria fundamentalmente uma "invenção" (Szasz, 1979; Foucault, 2003),[21] sua suposta cientificidade não passaria, desde o princípio, de um "falso problema" (cf. Castel, 1978); entre tantas outras designações críticas, sublinhe-se, ainda, a ideia − formulada por Goffman a partir da expressão "generalização sociológica sentimental" e insistentemente colocada pela crítica − de que tanto esforço da psiquiatria em se provar ciência seria *eo ipso* indicativo do contrário (Goffman, 2007, p.312). Não obstante a carga crítica, sabe-se que a psiquiatria *produz* a verdade, sendo o próprio dispositivo asilar, enquanto instituição psiquiátrica por excelência, condição de possibilidade para tal.[22] Além do mais, a tecnologia psiquiátrica é uma invenção que funciona − e eis aí um postulado científico. Isto é, apesar do desconhecimento

---

21 Em seu livro *O mito da doença mental*, Szasz (1979, p.25) defende a tese de que a psiquiatria não é um empreendimento médico, mas sim moral e político, de maneira que, "se na medicina moderna novas doenças foram *descobertas*, na psiquiatria moderna elas foram *inventadas*" (grifos do autor).

22 A questão da produção da verdade é perseguida por Foucault (2006) de maneira contumaz em *O poder psiquiátrico*, visto que o curso se insere na perspectiva circular das relações entre saber e poder psiquiátricos. A fim de desfazer qualquer ambiguidade naturalmente sugerida pelos termos "invenção" e "produção de verdade", importa ter em vista que, para uma proposição ser válida, não é preciso ser necessariamente verdadeira, mas sim *estar no verdadeiro*, como argumentou Foucault (1996, p.34-5) em sua aula inaugural no Collège de France a partir da polêmica entre Naudin e Mendel a respeito dos traços hereditários em biologia.

Saúde mental, depressão e capitalismo

etiológico, da imprecisão diagnóstica e, por extensão, da ausência de fundamento científico da patologia, "cura-se", visto que a prática psiquiátrica consiste antes de tudo num dispositivo de retificação e de normalização da conduta.

Grosso modo, a "base científica" do tratamento moral se resumia, então, à implantação de um regulamento disciplinar rigoroso destinado a controlar o tempo, a alimentação, o exercício, a diversão, o repouso, o trabalho etc. Incorporadas à nova tecnologia médica, as técnicas disciplinares – necessárias para a constituição do próprio saber psiquiátrico, na medida em que é a ordem, a distribuição do tempo, do espaço e dos indivíduos que o fundam – recebem, portanto, estatuto terapêutico. Um exemplo paradigmático disso é a função de cura exercida pelo trabalho, a qual originou, por sua vez, a antiga ergoterapia ou laborterapia, atualmente designada "terapia ocupacional" (cf. Castel, 1978, p.238-9). Despojado de todo valor de produção, o trabalho é imposto no asilo "a título de regra moral pura; limitação da liberdade, submissão à ordem, engajamento da responsabilidade com o fim único de desalienar o espírito perdido nos excessos de uma liberdade que a coação física só limita aparentemente" (Foucault, 2003, p.480).[23]

---

23 Em sua etnografia sociológica, Goffman (2007, p.82) adverte, contudo, que seria um equívoco avaliar tais técnicas com excessivo ceticismo. Depois de apresentar o argumento oficial de uma instituição total como o asilo – a saber, a suposição de que as atividades desenvolvidas pelo paciente ajudá-lo-ão a reaprender o modo de se viver em sociedade, assim como a ideia de que a voluntariedade e a capacidade constituirão prova diagnóstica de melhora –, o sociólogo sustenta em nota: "[...] muito frequentemente, o tempo gasto nessas tarefas é muito mais agradável do que aquele passado numa enfermaria quieta e escura". Em *O poder psiquiátrico*, Foucault

Elton Corbanezi

Com o tratamento moral, sobressai, portanto, a noção de asilo como pedagogia da ordem: sobre o ser-da-desordem, que é o alienado, deve se impor a ordem absoluta deste modelo miniaturizado de sociedade que é o asilo. Assim, o asilo se justifica não apenas medicamente, visto que sua finalidade primeira seria a cura, mas também socialmente, pois funciona enquanto modelo da ordem, ao mesmo tempo em que encerra aqueles que a perturbam. Não à toa, a "prevenção moral" encontra lugar anteriormente em instituições pedagógicas por excelência, tais como a família e a escola, que deveriam regular preventivamente os afetos das crianças. De maior destaque e anterior à escola, a família deve exercer a função primária de disciplinarização e moldagem de afetos e condutas, o que lhe autoriza, por conseguinte, a ser um importante agente de internação nos casos em que tal domesticação lhe escapa. Todavia, é importante mencionar igualmente a tese alienista segundo a qual a família também seria produtora e/ou intensificadora da alienação, razão por que o "isolamento terapêutico",[24] tratando

---

(2006, p.194) apresenta, por sua vez, um raciocínio ilustrativo a propósito da função que o trabalho deveria exercer no reatamento do doente com a sociedade. Segundo o tratamento moral de Leuret, assim diria o poder psiquiátrico ao doente: "Quando você houver compreendido que precisa trabalhar para se alimentar, para ganhar dinheiro e até para defecar, nesse momento você poderá chegar ao mundo exterior".

24 Eis uma idiossincrática expressão do humanismo alienista. Se antes o isolamento era considerado essencialmente repressivo e, portanto, negativo, ele se torna, doravante, um bem, já que o sequestro, convertido em tratamento, "aparece agora como uma medida quase que natural, em todo caso humana, porque a necessidade de isolamento se fundamenta na natureza da doença" (Castel, 1978, p.91).

Saúde mental, depressão e capitalismo

o alienado como criança ou aluno, pressupunha o distanciamento de familiares, contrariamente ao que se sucede em casos de internação relativos a outras especialidades médicas. Se essas instituições, somadas à caserna e/ou à fábrica, não cumprem suas funções disciplinares, prisão e asilo constituem o último recurso para tornar a disciplina uma segunda natureza. É enquanto ortopedia moral — cujo objetivo consiste em normalizar socialmente o comportamento individual — que o asilo exerce sua função médica de cura, constituída fundamentalmente pela regulação das condutas; ou seja, como instrumento de "uniformização moral" e de "denúncia social", o hospital psiquiátrico deve domar as paixões, reduzir as diferenças, reprimir vícios e extinguir as irregularidades (cf. *ibidem*, p.488). Entretanto, tal moldagem da conduta não se passa mediante o conhecimento positivo da doença mental; trata-se, antes, de uma relação de força, de oposição e de dominação, na qual a vontade reta do médico deve se impor sobre a vontade perturbada do doente. Sendo assim, em vez de uma "verdade--descoberta", pretensamente constatada e demonstrada a partir de uma rígida relação metodológica entre sujeito e objeto, a psiquiatria produz sua verdade segundo a lógica do acontecimento, uma "verdade-acontecimento" que deriva estrategicamente de relações de poder (cf. *idem*, 2006, p.304-25). Daí a afirmação de que o hospital psiquiátrico, mais que um lugar de desvendamento da verdade, "é um lugar de enfrentamento; a loucura, vontade perturbada, paixão pervertida, deve encontrar nele uma vontade reta e paixões ortodoxas" (*ibidem*, p.444). Segundo a perspectiva foucaultiana, pode-se dizer de maneira esquemática que é esse poder que funda o saber psiquiátrico, o qual então legitima e sustenta "cientificamente" o exercício do poder: tal circularidade caracterizaria a psiquiatria moderna.

Percebe-se, desse modo, que o "conhecimento" da doença mental se tornou possível com a introdução e apoteose do poder médico no asilo, afinal são suas ações que determinam a realidade da doença – à pergunta "*o que é* a doença mental?", Szasz (1979, p.13) afirma que a resposta deve ser depreendida do que os psiquiatras *fazem*, na medida em que têm o poder de transformar o julgamento em realidade. O poder de enunciação que transforma o julgamento em realidade científica e, assim, instaura o patológico foi explorado por Machado de Assis (2006) de maneira notável e irônica em *O alienista* (cf. Corbanezi, 2009). Como se sabe, Simão Bacamarte, protagonista do conto machadiano, corresponde efetivamente ao poder médico psiquiátrico que desta forma enuncia a realidade da doença:

> [...] a questão da verdade nunca será posta entre mim e a loucura, pela simples razão de que eu, a psiquiatria, já sou uma ciência. E se tenho o direito, como ciência, de me interrogar sobre o que digo, se é verdade que posso cometer erros, como quer que seja, cabe a mim, e somente a mim, como ciência, decidir se o que digo é verdade ou corrigir o erro cometido. Sou detentora, senão da verdade em seu conteúdo, pelo menos de todos os critérios de verdade. E é nisso aliás, é porque, como saber científico, detenho assim os critérios de verificação e de verdade, que posso me associar à realidade e a seu poder e impor a todos esses corpos dementes e agitados o sobrepoder que vou dar à realidade. Sou o sobrepoder da realidade na medida em que detenho por mim mesmo e de maneira definitiva algo que é a verdade em relação à loucura. (Foucault, 2006, p.166)

Vimos que, com os alienistas, o sequestro não equivalia mais a uma forma negativa de repressão, mas sim positiva de trata-

Saúde mental, depressão e capitalismo

mento, o qual, contudo, deveria se realizar mediante o uso de uma autoridade médica que domina e enuncia, ao mesmo tempo, a realidade da loucura. A fim de fazer funcionar tal mecanismo de poder, o dispositivo asilar apresenta, a partir de uma arquitetura específica, uma rígida hierarquia entre médicos, enfermeiros, vigilantes, serventes e doentes. Mas não apenas isso: o próprio médico deve exibir características físicas, intelectuais e morais que lhe proporcionem o exercício do poder. Em 1817, Fodéré recomendava, por exemplo, que assim fosse o alienista para ter sucesso em sua função de cura:

> Um belo físico, isto é, um físico nobre e másculo, talvez seja, em geral, uma das primeiras condições para ter sucesso na nossa profissão; ele é indispensável em contato com os loucos, para se impor. Cabelos castanhos ou branqueados pela idade, olhos vivos, um porte altivo, membros e um peito que anunciam força e saúde, traços salientes, uma voz forte e expressiva: são essas as formas que produzem em geral um grande efeito sobre indivíduos que se creem acima de todos os outros. Sem dúvida, o espírito é o regulador do corpo; mas não se o vê logo de início, ele necessita de formas exteriores para arrastar a multidão. (Fodéré *apud* Foucault, 2006, p.6)

Antes, o próprio Pinel já havia afirmado que a terapia da loucura consistia, de fato, na "arte de subjugar e de domar, por assim dizer, o alienado, pondo-o na estreita dependência de um homem que, por suas qualidades físicas e morais, seja capaz de exercer sobre ele um império irresistível e de mudar a corrente viciosa das suas ideias" (Pinel *apud* Foucault, 2006, p.11-2). Nessa relação de força que faz do asilo um verdadeiro campo de batalha, o médico representa evidentemente o bem – assim como todos aqueles que participam do dispositivo de cura –, ao passo que o doente, aquele sobre o qual a força médica deve incidir, seria logicamente seu oposto. Trata-se de um extensivo jogo de oposição, no qual estão implicadas e representadas antinomias como médico e doente, bem e mal, superior e inferior, normal e patológico. Segundo Szasz (1976, p.28), a psiquiatria atenderia, assim, a uma necessidade humana básica: "validar o Eu como bom (normal), mas invalidar o Outro como mau (mentalmente doente)".

No entanto, o poder médico não decorria do corpo de um conhecimento comprovado objetiva e cientificamente: a autoridade do *homo medicus* no asilo se devia, antes, à sua qualidade de sábio esotérico destinado a cumprir uma tarefa moral. Por isso, Foucault (2003, p.499-503) associa o poder médico de cura à magia, o que, evidentemente, produz um paradoxo no momento em que o "positivismo impunha seus mitos de objetividade científica". Basta que ele [o médico] olhe e fale, para que as faltas secretas apareçam, para que as presunções insensatas se esfumem e a loucura finalmente se ordene pela razão. Sua presença e sua fala são dotadas desse poder de desalienação que de repente descobre a falta e restaura a ordem moral. É um curioso paradoxo ver a prática médica entrar nesse domínio incerto de quase-milagre no momento em que o conhecimento da doença mental tenta assumir um sentido de positividade (*ibidem*, p.499).[25]

---

25 Segundo Foucault (2003, p.501-3), o mesmo processo seria característico da psicanálise freudiana. Isto é, embora a psicanálise tenha novamente concedido ao louco o estatuto de sujeito mediante o direito à linguagem – diferentemente da psiquiatria, que se consolidou

Saúde mental, depressão e capitalismo

Diante da conversão dessa taumaturgia em cientificidade, o autor argumenta que tal operação nada mais foi senão a consequência incontornável da dominação:

> Acredita-se que Tuke e Pinel abriram o asilo ao conhecimento médico. Não introduziram uma ciência, mas uma personagem, cujos poderes atribuíam a esse saber apenas um disfarce ou, no máximo, sua justificativa. Esses poderes, por natureza, são de ordem moral e social; estão enraizados na minoridade do louco, na alienação de sua pessoa, e não de seu espírito. Se a personagem do médico pode delimitar a loucura, não é porque a conhece, é porque a domina; e aquilo que para o positivismo assumirá a figura da objetividade é apenas o outro lado, o nascimento desse domínio. (*ibidem*, p.498)

Desse modo, a doença mental se tornou possível como objeto médico, e o que contribuiu decisivamente nessa direção foi o fato de ter sido considerada tratável. Para tanto, não se concebe mais a loucura como negatividade pura da razão, tal como ocorria na percepção clássica, que lhe atribuíra o estatuto de animalidade. Doravante, o conhecimento da doença mental repousa na "constatação" de que a loucura coexiste com a razão;

---

por meio do monólogo sobre seu objeto –, ela teria conservado o poder médico de desalienação. Por isso, Derrida afirma: "O que permanece, através das diferenças, de Pinel a Freud é a figura do médico que não é um cientista, mas antes de tudo um homem da ordem. Nessa figura se reúnem todos os poderes *secretos, mágicos, esotéricos, taumatúrgicos*" (Derrida, 2001b, p.119, grifos do autor). A respeito do caráter ambíguo dado à psicanálise em *História da loucura*, ver Derrida (2001b).

ou seja, a loucura não é mais o fora absoluto da razão, é inerente ao homem, é sua "idade menor": eis o motivo para se acreditar na cura mediante procedimentos pedagógicos. E se trata de um acontecimento médico ratificado filosoficamente, como se pode notar nesta passagem em que Hegel, por volta de 1817, refere-se elogiosamente a Pinel:[26]

> O verdadeiro tratamento psíquico apega-se à concepção de que a loucura não é uma perda abstrata da razão, nem do lado da inteligência, nem do lado da vontade e da sua responsabilidade, mas um simples desarranjo do espírito, uma contradição na razão que ainda existe, assim como a doença física não é uma perda abstrata, isto é, completa da saúde (de fato, isso seria a morte), mas uma contradição dentro desta. Esse tratamento humano, isto é, tão benevolente quanto razoável da loucura (...) pressupõe que o doente é razoável e encontra aí um sólido ponto para abordá-lo desse lado. (Hegel *apud* Foucault, 2003, p.476)

Retomando, de alguma forma, a concepção renascentista de loucura, a modernidade da psiquiatria lhe dá um novo sentido, que é essencialmente médico.[27] Apesar das inúmeras modifi-

---

26 Sem entender a motivação, Derrida (2001b, p.125) observa que Foucault (2003, p.476) substitui por reticências a menção ao nome de Pinel na citação original. Com efeito, fazendo uso de travessão na lacuna referida, Hegel (1995, p.150) complementa: "Pinel é digno do máximo reconhecimento pelos méritos que adquiriu a esse respeito". Sobre a anexação da loucura à razão em Hegel, ver Pelbart (1989, p.45-55).

27 Embora a loucura seja novamente incorporada à razão, é importante observar que, doravante, ao contrário do que se passava na experiên-

Saúde mental, depressão e capitalismo

cações teóricas relativas à concepção das patologias mentais ao longo da história da psiquiatria, é preciso ter em vista que o paradigma de internação perdurou irrefreavelmente até pelo menos a segunda metade do século XX, tragando – sob a rubrica da ciência e do humanismo filantrópico – "milhões de existências desesperadas" (Castel, 1978, p.247).[28] No entanto, não obstante a arbitrariedade e suas nefastas consequências, o dispositivo psiquiátrico moderno pretendia estabelecer, ao

---

cia renascentista, a loucura não porta mais nenhuma verdade sobre o mundo, visto que a constituição de objeto lhe subtrai o direito fundamental à linguagem. Por isso, Foucault (1999a, p.141) nomeou o projeto de sua tese como uma "arqueologia do silêncio": "[...] a constituição da loucura como doença mental, no final do século XVIII, estabelece a constatação de um diálogo rompido, dá a separação como já adquirida, e enterra no esquecimento todas essas palavras imperfeitas, sem sintaxe fixa, um tanto balbuciantes, nas quais se fazia a troca entre a loucura e a razão. A linguagem da psiquiatria, que é monólogo da razão sobre a loucura, só pode estabelecer-se sobre um tal silêncio. Não quis fazer a história dessa linguagem; antes, a arqueologia desse silêncio".

28 Sobre o extermínio dessas existências desesperadas, vale conferir *Holocausto brasileiro*, livro-reportagem em que Daniela Arbex (2013) mostra com detalhes as condições degradantes – tanto "terapêuticas" quanto habitacionais – que provocaram a morte, entre 1930 e 1980, de aproximadamente 60 mil internos do maior hospício brasileiro, o Hospital Colônia de Barbacena. Embora a intenção original do "hospital" fosse a internação de supostos doentes mentais, a jornalista assegura que 70% das internações prescindiam de diagnóstico psiquiátrico. Entre as causas do enclausuramento, destacam-se o abandono, a epilepsia, o alcoolismo, a prostituição, o abuso sexual (algozes e vítimas), a tristeza e o confinamento de esposas por maridos que pretendiam viver com a amante, assim como o de filhas de fazendeiros que perderam a virgindade antes do casamento.

menos teoricamente, a distinção entre "loucos" e "não loucos".[29] Dissolvendo a fronteira materializada nos muros, a transformação do paradigma será o resultado enfim alcançado pelas críticas que o perseguiam desde seu nascimento. É o momento de construção da saúde mental, que, contudo, coloca um novo problema ao mesmo tempo que mantém o fundamento originário da psiquiatria, já que a "sofisticação" e a difusão técnica e científica no espaço aberto da sociedade não dissolvem a questão política de gestão das condutas.

---

29 A nota anterior elucida, porém, o quanto a prática destoava de tal propósito.

2
A emergência da saúde mental

2.1. O conceito de anormalidade: um estado de transição

Uma das consequências da consolidação do conceito de saúde mental será, como pretendemos mostrar, o obscurecimento ainda maior da fronteira entre o normal e o patológico. Para fundamentar essa hipótese, começaremos por examinar como o conceito de "anormal" se constrói na tecnologia psiquiátrica da segunda metade do século XIX: com efeito, desde então, e até os dias atuais, a intervenção médica não se restringirá mais à patologia. Nesse sentido, veremos como o mencionado conceito pode ser compreendido como uma proveniência mais longínqua da extensão psiquiátrica forjada a pretexto da promoção da saúde mental.

Se no curso *O poder psiquiátrico* (1973-1974) Foucault se dedicou à análise sobretudo do poder médico intramanicomial, em *Os anormais* (1974-1975), curso subsequente, o filósofo investiga a prática psiquiátrica extramanicomial, evidenciando, assim, de maneira mais intensa, o aspecto político de tal poder na sociedade. A fim de compreender "a lenta formação de um saber e de um poder de normalização", Foucault (2002, p.419) explora um longo e complexo percurso mediante a investigação de diferentes noções e casos psiquiátricos. Em vez de reconstituir a totalidade do percurso, ressaltaremos uma importantíssima implicação do curso do filósofo cujo interesse nos é fundamental: trata-se de compreender como o saber psiquiátrico alcançou a noção do que designaremos como "virtualidade da patologia", que constitui um outro e novo domínio do patológico, não mais baseado na evidência da doença.

Por definição, anormal é o que se desvia claramente de uma norma. Referindo-se ao clássico *O normal e o patológico*, em que Canguilhem (2002) define a norma como conceito dinâmico, polêmico e até mesmo singular do ponto de vista fisiológico, Foucault (2002, p.61-2) acrescenta que se deveria considerá-la também como conceito político e positivo para a formulação de um saber de tipo médico, qualificador e correcional. Sua positividade política decorre da ideia de que sua função não seria excluir nem rejeitar, mas antes constituir uma técnica positiva de intervenção e de transformação cuja finalidade seria a normalização própria das sociedades disciplinares. Embasado em Canguilhem, Foucault concebe como um equívoco histórico e metodológico a consideração da norma como mecanismo essencialmente negativo de repressão, dado seu caráter inventivo, de fabricação e de produção. É dessa perspectiva, portanto, que o curso *Os anormais* se volta inteiramente à problematização de exames psiquiátricos em matéria penal, os quais, enquanto tecnologia de saber e de poder, possibilitam compreender a produção e a emergência da categoria psiquiatrizável dos anormais.

Saúde mental, depressão e capitalismo

Partindo de exames médico-legais, que interseccionam o domínio médico e jurídico, Foucault mostra como a figura do anormal infrator inaugura, na segunda metade do século XIX, a concepção conforme a qual não se trata mais de tomar o *ato* como objeto de intervenção ou mesmo de punição, como ocorre em matéria penal, mas sim a *conduta* (*ibidem*). Ou seja, mediante a observação minuciosa da trajetória biográfica, o ato deveria ser detectado antecipadamente apenas em potência, na medida em que a conduta já anuncia um desejo fundamentalmente nocivo, disposto a transgredir a norma e a lei a um só tempo. Assim, trazendo à luz, entre outros, casos de parricídio, infanticídio, violação sexual e antropofagia, o trabalho genealógico do filósofo faz ver como os exames médico-legais constituíram a psiquiatria criminal na primeira metade do século XIX – como indica o conceito esquiroliano de "monomania homicida" – e instauraram, logo em seguida, a concepção de que a conduta poderia sempre prenunciar o crime ou uma infração qualquer.

De saída, cabe notar a relevância da trajetória biográfica mesmo na medicina alienista, representada na figura de Esquirol. Para o alienismo, contudo, o criminoso seria desresponsabilizado de sua infração desde que percebida a descontinuidade entre sua infância e a maturidade contemporânea do ato. Isto é, sendo exclusivamente sintoma de monomania, o crime seria inimputável, devendo ser interpretado como efeito de uma mecânica instintiva excessiva e patológica que subtrairia naturalmente o interesse ou a razão do crime, visto que uma das definições elementares de crime consiste na sobreposição do interesse particular em detrimento do interesse geral. Nesse sentido, por exemplo, Henriette Cornier – uma criada que

Elton Corbanezi

decapitou friamente e sem nenhuma razão a filha de uma vizinha – não pôde ser incriminada em função do infanticídio cometido em 1826.[1]

Na segunda metade do século, porém, a maneira de considerar a trajetória biográfica do infrator se transforma. Em vez da descontinuidade entre a infância e a idade adulta, que desculpava criminalmente o infrator ("você não é o que você era"), para haver doravante o mesmo efeito de conversão do problema jurídico em médico, é preciso estabelecer a continuidade de um estado permanente ("você é o que você já era"). Para demonstrar essa mudança, Foucault (2002, p.371-90)

---

1 Além deste exemplo, Foucault (2002) apresenta e menciona, no decorrer do curso, outros casos monomaníacos considerados monstruosos, tais como "a mulher de Sélestat" [1817], Papavoine [1824], Léger [1825] e Pierre Rivière [1835]. De acordo com Robert Castel (1978, p.162-70), a monomania, na qualidade de loucura sem delírio, constitui a solução médica de uma aporia colocada pela justiça, na medida em que o poder judiciário se deparava, já na época do alienismo, com crimes isentos de delírio e também de interesse, o que os tornava inimputáveis. A monomania apresenta, assim, uma primeira extensão do patológico, uma vez que abarca o comportamento e transborda a concepção clássica da alienação mental fundada no delírio e/ou na perturbação do entendimento. A relação entre crime e loucura no final do século XIX e início do XX constitui o objeto de investigação de Sérgio Carrara, que, a partir da discussão teórica e da prática judiciária concreta, oferece elementos para compreender o surgimento do primeiro manicômio judiciário brasileiro, inaugurado em 1921 no Rio de Janeiro. Para apreender genealogicamente o surgimento dessa instituição específica e ambígua, situada entre o hospital e a prisão e destinada ao "louco-criminoso", o antropólogo analisa com minúcia os conceitos de "monomania" (alienismo francês), de "degenerescência" (Morel) e de "criminalidade nata" (antropologia criminal italiana). Cf. especialmente Carrara (1998, p.61-126).

Saúde mental, depressão e capitalismo

explora o caso de Charles Jouy, um camponês francês de aproximadamente 40 anos acusado de ter violentado sexualmente uma menina em 1867.[2] Considerada relativamente "banal" e "cotidiana", se inserida em seu contexto aldeão e se comparada com a monstruosidade de casos decorrentes da assim chamada monomania, a suposta infração de Jouy exemplifica a nova concepção psiquiátrica cujo objeto será a conduta anormal. Nesse caso, ao contrário de Cornier, é a continuidade da conduta de Jouy ao longo de toda a sua vida que o tornará inimputável, constituindo-o, desde sua infância não evoluída, como um caso psiquiátrico. A marca da infração do camponês não residiria mais no excesso, como no caso da loucura instintiva que caracteriza a monomania, mas sim na falta, no *deficit*, no descontrole funcional, na insuficiência e na interrupção do desenvolvimento que caracterizariam certa infantilização da conduta, por isso psiquiatrizável; a partir disso, aliás, a psiquiatria pôde se ancorar cientificamente nas noções de desenvolvimento e de evolução próprias da neurologia e da biologia geral (cf. *ibidem*, p.390-1). Ora, a partir da suposta banalidade do caso de Jouy — se considerado seu contexto, é preciso reafirmar —, Foucault introduz a maneira pela qual a psiquiatria tornar-se-ia autorizada a avaliar diversas condutas como portadoras de perigo.

---

2 Charles Jouy foi acusado primeiro de ter feito Sophie Adam, uma ardilosa menina da aldeia de Lapcourt, masturbá-lo na mata e, dias depois, em uma festa, de tê-la violentado num "quase estupro, talvez", como Foucault (2002, p.372) depreende do relatório médico-legal do caso e dos costumes próprios do povoado. O referido caso também é abordado em *História da sexualidade 1: A vontade de saber* (*idem*, 2010, p.37-9).

Como se vê, extrapolando a atenção intra-asilar, a psiquiatria dessa época inaugura um novo registro: o de detecção antecipadora relativa à periculosidade do indivíduo. Ou seja, preocupada com a conduta que pode prenunciar uma infração mais ou menos significativa, a psiquiatria sofre uma importante transformação: não se trata mais de procurar exclusivamente a doença e sua verdade, como os alienistas insistiam no caso da doença mental; doravante, é preciso antecipar e detectar o perigo social, fazendo-lhe oposição. Dessa maneira, no entanto, para além da preocupação especificamente criminal, a conduta tornar-se-ia, logo em seguida, o núcleo da observação psiquiátrica. Assim, a partir da grotesca figura do "monstro" que pratica um crime hediondo e das figuras mais cotidianas e banais como o são o "indivíduo a ser corrigido" e o "onanista" – vale notar a presença das três figuras em Jouy (cf. *ibidem*, p.389) –, a psiquiatria constituiu a personagem do anormal, sobre a qual seria necessário intervir medicamente na segunda metade do século XIX.

Retenhamos, então, a implicação dessa nova tecnologia psiquiátrica: a substituição da procura da verdade da alienação pela detecção da virtualidade da patologia. Tal seria o fim do alienismo (ou protopsiquiatria) e o nascimento de uma segunda psiquiatria, que nada mais é senão a psiquiatria propriamente dita, cujo objeto se torna o comportamento e suas síndromes.

Fazendo da anomalia uma patologia da conduta, a psiquiatria não deve mais se voltar apenas aos estigmas da incapacidade no nível da consciência. Isto é, constituída também nos desvios localizados no comportamento, a doença não será mais definida tão somente pela forma lógica do pensamento perturbado. É

Saúde mental, depressão e capitalismo

assim que o dispositivo psiquiátrico se desloca "do que pensa o doente para o que ele faz, do que ele é capaz de compreender para o que ele é capaz de cometer, do que ele pode conscientemente querer para o que poderia acontecer de involuntário em seu comportamento" (*ibidem*, p.179). Daí a ideia de que o doente sofreria uma perturbação nas faculdades do voluntário e do involuntário. Segundo Foucault, a formulação mais clara de tal ideia se encontra em Baillarger [1845, 1847], que caracteriza a loucura como um estado de sonho, porém não porque o louco seria enganado a respeito da verdade, como pretendia o paradigma alienista, mas sim por ser um estado em que não se detém a vontade e no qual o sujeito "é atravessado por processos involuntários" (*ibidem*, p.198). Desse modo, desde 1850, os psiquiatras assumem o lugar dos alienistas e dão início a um "grande afrouxamento epistemológico", mediante uma ingerência psiquiátrica capaz de patologizar – ou seja, de *tornar patológicas* – "as condutas mais ínfimas, mais comuns, mais cotidianas" que fogem à prescrição da normatividade (*ibidem*, p.200, 205). Diante disso, o autor de *História da loucura* assim caracteriza e precisa a transição do alienismo focado na alienação mental para a psiquiatria perscrutadora das condutas:

> Esquirol é o último dos alienistas, porque é o último a formular a questão da loucura, isto é, da relação com a verdade. Baillarger é o primeiro psiquiatra da França [...] porque é ele o primeiro a levantar a questão do voluntário e do involuntário, do instintivo e do automático, no âmago dos processos da doença mental. [...] A psiquiatria não necessita mais da loucura, não necessita mais da demência, não necessita mais do delírio, não necessita mais da alienação para funcionar. *A psiquiatria pode tornar psiquiátrica toda conduta*

81

sem se referir à alienação. A psiquiatria se desalieniza. [...] [C]om essa desalienização da prática psiquiátrica, pelo fato de não haver mais essa referência obrigatória ao núcleo delirante, ao núcleo demencial, ao núcleo de loucura, a partir do momento em que não há mais essa referência à relação com a verdade, a psiquiatria vê finalmente se abrir diante de si, como domínio de sua ingerência possível, como domínio de suas variações sintomatológicas, o domínio inteiro de todas as condutas possíveis. *Não há nada, finalmente, nas condutas do homem que não possa, de uma maneira ou de outra, ser interrogado psiquiatricamente graças a essa supressão do privilégio da loucura* — essa ilusão do privilégio da loucura, demência, delírio etc. —, graças a essa desalienização. (*ibidem*, p.199-202, grifos nossos)

Como se lê, o que constituía sintoma de doença mental para a medicina alienista era o pequeno fragmento de delírio e a busca da verdade da alienação. No entanto, a partir de uma ingerência em todas as condutas diferentes em relação a determinada normatividade que tem como referência a própria psiquiatria, visto que essa "ciência" detém o poder de discriminar medicamente a conduta qualificável da inqualificável, assiste-se a uma verdadeira explosão do campo sintomatológico, capaz de identificar a doença em diversos domínios que não mais correspondem à alienação propriamente dita. Sendo assim, ao contrário da medicina alienista de Pinel e Esquirol, que era medicina ao menos do ponto de vista imitativo — porquanto incorporava o paradigma médico estabelecendo sintomas, classificações e etiologias para as "doenças mentais" —, a psiquiatria, ao se "desalienizar", não precisaria mais circunscrever a loucura no interior de uma doença, como havia ocorrido em seu nascimento, mas sim se ater tão só às discrepâncias, aos vícios e aos automatismos das condutas, *tornando-os* anomalias.

Saúde mental, depressão e capitalismo

Desse modo, o dispositivo psiquiátrico deixa de ser apenas assistência ao sofrimento para se tornar olhar suspeito sobre o conjunto do tecido social, como se, por trás da normalidade, houvesse secretamente a anormalidade em potência. Por isso, a psiquiatria dessa época já começa a se constituir como ciência e técnica dos indivíduos e das condutas não apenas anormais, mas também "normais" (*ibidem*, p.391). Renunciando a referência à verdade da patologia enquanto entidade nosológica[3] e assumindo o comportamento como sintoma, a psiquiatria se reconhece como uma medicina sem doença, pois "despatologiza" o seu objeto e, dessa forma, se vê autorizada a difundir o poder médico sobre o não patológico, visto que as condutas se tornaram virtualidades da doença. É o que Foucault sustenta com clareza aos seus ouvintes:

> [...] a psiquiatria, quando se constituía como ciência da alienação, psiquiatrizava uma loucura que, talvez, não era uma doença, mas que ela era obrigada a considerar e valorizar em seu discurso

---

3 Por entidade nosológica, deve-se compreender "os fenômenos mórbidos nos quais podem-se identificar (*ou pelo menos presumir com certa consistência*) certos *fatores causais* (etiologia), um *curso* relativamente homogêneo, *estados terminais* típicos, *mecanismos psicológicos e psicopatológicos* característicos, *antecedentes genéticos-familiares* algo específicos e *respostas a tratamentos* mais ou menos previsíveis" (Dalgalarrondo, 2008, p.26, grifos nossos e do autor). Em seu atual livro *Psicopatologia e semiologia dos transtornos mentais*, o psiquiatra afirma logo em seguida, corroborando a dificuldade psiquiátrica em estabelecer tais entidades nosológicas: "Em psicopatologia e psiquiatria, trabalha-se muito mais com síndromes do que com doenças ou transtornos específicos, embora muito esforço tenha sido (há mais de 200 anos!) empreendido no sentido de identificar entidades nosológicas precisas" (*ibidem*).

Elton Corbanezi

como doença. Ela só pôde estabelecer sua relação de poder sobre os loucos instituindo uma relação de objeto que era uma relação de objeto de medicina com doença: você será doença para um saber que me autorizará então a funcionar como poder médico. Eis, em linhas gerais, o que dizia a psiquiatria no início do século XIX. Mas, a partir de meados do século XIX, temos uma relação de poder que só se sustenta (*e que só se sustenta ainda hoje*) na medida em que é um poder medicamente qualificado que submete a seu controle um domínio de objetos que são definidos como não sendo processos patológicos. Despatologização do objeto: foi essa a condição para que o poder, médico porém, da psiquiatria pudesse se generalizar assim. Surge então o problema: como pode funcionar um dispositivo tecnológico, um saber-poder tal em que o saber despatologiza de saída um domínio de objetos que, no entanto, oferece a um poder que só pode existir como poder médico? Poder médico sobre o não patológico: está aí, a meu ver, o problema central — mas, talvez vocês digam, evidente — da psiquiatria. (Foucault, 2002, p.393-4, grifo nosso)

Como assegura Castel, a pretexto da prevenção isenta de critérios positivos do ponto de vista científico,[4] inicia-se um

---

4 Problematizando a profilaxia psiquiátrica da Liga Brasileira de Higiene Mental dos anos 1920-1930, que incorporou em larga medida o funcionamento pretensamente biológico dessa psiquiatria como ciência dos anormais, Jurandir Freire Costa (2007, p.25, 33-4) também afirma que nada no domínio psiquiátrico "permite-nos postular coerentemente a possibilidade de uma real prevenção da doença mental"; assim, diz o psiquiatra e psicanalista brasileiro, é impossível sustentar no campo psíquico qualquer raciocínio lógico de que o sujeito se torna aquilo em função disso. Sobre a diferença crucial entre o que é esperado de um objeto próprio das ciências naturais segundo

Saúde mental, depressão e capitalismo

período de "desconfiança generalizada" (Castel, 1978, p.174). Porém, para fazê-lo funcionar cientificamente, visto que se trata de uma ação empreendida sempre por uma "ciência médica", a psiquiatria construiu um edifício teórico importante, constituído basicamente da reavaliação do delírio, a organização e descrição de síndromes e a introdução da noção de estado, sustentada "biologicamente", num primeiro momento, pela teoria da degenerescência.

Em primeiro lugar, a reavaliação do delírio consiste, *grosso modo*, em uma tentativa de manter o paradigma alienista, que concebia o delírio como indicativo nuclear de constituição patológica. Revestindo o comportamento do anormal com o delírio, a psiquiatria poderia assegurar cientificamente seu objeto médico. Daí a proveniência, no último terço do século XIX, de classificações como "delírio de perseguição", "delírio de posse", "crises virulentas de erotômanos" etc. (cf. Foucault, 2002, p.396). Outra exigência funcional dessa nova psiquiatria é a constituição de síndromes. Assim, não se trata mais de procurar sintomas consistentes de determinadas doenças, mas de descrever e agrupar síndromes anormais.[5] No final do século XIX, assiste-se a algo que ainda nos é bastante contemporâneo:

---

determinadas condições e o caráter inapropriado da transposição de tal modelo para a investigação do comportamento humano, objeto por excelência da psiquiatria, ver Cooper (1973, p.18-21).

5 Não correspondendo à natureza essencial de um processo patológico, as síndromes se definem como "agrupamentos relativamente constantes e estáveis de determinados sinais e sintomas", constituindo, desse modo, "uma indicação preciosa para o diagnóstico" (Dalgalarrondo, 2008, p.26, 301). Sobre as "grandes síndromes psiquiátricas" atuais, entre as quais se inclui a depressão, ver *ibidem*, p.293-394.

a consolidação das excentricidades como síndromes, que, atualizando Foucault, diríamos ser hoje *relativamente* especificadas, autônomas e reconhecíveis. É que, segundo Foucault (*ibidem*, p.395), tais síndromes são "bem" especificadas, autônomas e reconhecíveis, o que pode não proceder hoje se considerada a quase inexistência de autonomia para as contemporâneas síndromes do pânico, fobia social, ansiedade generalizada, transtorno obsessivo-compulsivo, depressão etc., na medida em que, da perspectiva clínica e classificatória, uma síndrome se transforma em outra, confundindo-se de maneira praticamente indistinta. Todavia, sabe-se que o autor não se refere à nossa contemporaneidade, mas a excentricidades mais especificadas que se tornaram anomalias nos anos 1870-1880, tais como a agorafobia, a claustrofobia, a cleptomania, o masoquismo e a homossexualidade.[6]

Por último, a introdução da noção de "estado", sustentada biologicamente pela teoria da degenerescência, constituiu uma importante estratégia para a psiquiatria enquanto tecnologia de saber e de poder sobre as condutas "anormais". Utilizada por Falret nos anos 1860-1870, a noção de estado também não se refere à doença propriamente dita, assim como não o fazem as síndromes. Tal noção indica uma espécie de "fundo causal permanente", isto é, uma "fecundidade etiológica" irrestrita que predispõe o anormal a múltiplas e diferentes patologias. Se a noção de "predisposição" fundamentada pelo alienismo per-

---

6 A capacidade inventiva dos psiquiatras da época é ironicamente indicada por Foucault por meio da "descoberta" da "síndrome antivivissecionista", publicada por Magnan em 1884, num contexto em que uma sociedade protetora de animais protestava contra a vivissecção.

Saúde mental, depressão e capitalismo

mitia conservar a normalidade do indivíduo, bem como o tornava predisposto a uma única e determinada patologia, a nova noção de "estado" o predispõe a ilimitadas patologias, tornando-o, desde então, "anormal". Assustadora e indefinidamente, o estado pode, assim, "produzir qualquer coisa, a qualquer momento e em qualquer ordem", seja esta física, nervosa, psíquica ou comportamental (*ibidem*, p.397). Trata-se de um desequilíbrio estrutural e congênito que, mesmo não sendo patológico ou mórbido, difere da saúde e, portanto, não é normal. Sobre o laxismo causal intrínseco à noção de estado, diz Foucault (*ibidem*, p.398):

> Formidável capacidade de integração, por conseguinte, dessa noção de estado, que se refere à não saúde mas que pode, ao mesmo tempo, acolher em seu campo qualquer conduta a partir do momento em que ela é fisiológica, psicológica, sociológica, moral e até juridicamente desviante.

Para fundamentar essa amplitude, a proveniência do estado anormal será detectada comportamental e fisiologicamente no corpo genealógico da família, ou seja, na hereditariedade tal como formulada, em um primeiro momento, pela teoria da degenerescência de Morel [1857]. Contemporânea à noção de estado de Falret, a concepção moreliana de patologia mental sustenta, como se sabe, que não são apenas determinadas doenças que desencadeiam outras semelhantes, mas que os defeitos, os vícios e as condutas também o fazem de maneira predominante. Nesses casos, portanto, as doenças aparecem de modo secundário, como uma espécie de epifenômeno em relação à conduta, que é fundamentalmente anômala, no sentido social. O alcoolismo, por exemplo, além de desencadear possivelmente o mesmo comportamento ou outro imoral, como a delinquência ou a prostituição, pode ainda produzir na prole uma doença física como a tuberculose ou uma doença mental qualquer (*ibidem*, p.399). Pretendendo se assentar em pressupostos biológicos, tal teoria constituiu, como já afirmamos, um primeiro esforço significativo para encontrar a biogênese da patologia social.

Entretanto, a teoria da degenerescência postula algo incontornável: a incurabilidade dos degenerados. Assim, a curabilidade, que antes era o domínio essencial buscado pela medicina da alienação mental, é descartada a partir do momento em que o patológico não mais se circunscreve, paradoxalmente, no interior de uma doença, mas num estado de anomalia congênita produzida, entre outras causas, pela conduta dos ascendentes. As consequências relativas tanto à resignação de tratamento quanto à proveniência do estado anormal segundo condutas desviantes levam a psiquiatria a exceder o domínio médico e a se tornar um mecanismo de defesa social generalizada. Sendo assim, é em defesa da sociedade e contra os perigos virtuais que a ameaçam com condutas anormais que a psiquiatria deve intervir de maneira antecipada, caucionando sua função social:

> A psiquiatria não visa mais, ou não visa mais essencialmente, à cura. Ela pode propor (e é o que efetivamente ocorre nessa época) funcionar simplesmente como proteção da sociedade, contra os perigos definitivos de que ela *pode ser* vítima de parte das pessoas que estão no estado anormal. A partir dessa medicalização do anormal, a partir dessa desconsideração do doentio e, portanto, da terapêutica, a psiquiatria vai poder se dar efetivamente uma

Saúde mental, depressão e capitalismo

função que será simplesmente a *função de proteção e de ordem*. Ela se dá o papel de defesa social generalizada [...]. Ela se torna a *ciência da proteção científica da sociedade*, ela se torna a *ciência da proteção biológica da espécie*. (*ibidem*, p.402, grifos nossos)

Com a multiplicação e a difusão do poder psiquiátrico promovidas pelo organicismo moralista da teoria da degenerescência, compreende-se uma primeira crise do paradigma alienista. Nesse sentido, a construção do anormal pela tecnologia psiquiátrica da segunda metade do século XIX coloca em questão o modelo asilar no momento que este se apresentava como solução primeira para a doença mental. Pois, dada a incurabilidade dos anormais, ainda não doentes o suficiente para serem enclausurados, o asilo se torna também "inadequado para garantir a *prevenção* dessas novas manifestações que se encontram na fronteira entre a patologia e a imoralidade" (Castel, 1978, p.176, grifo do autor). Sendo assim, com a perspectiva de futuro intrínseca à noção de virtualidade da patologia, "a psiquiatria começa a se arrogar uma margem de interpretação (e, portanto, de intervenção) cujos limites são incertos" (*ibidem*, p.173). Ora, isso terá consequências nefastas em nossa contemporaneidade, como se depreende da sistemática multiplicação de síndromes psiquiátricas.[7] Contudo, embora ainda

---

7 A sistemática multiplicação de síndromes e patologias psiquiátricas pode ser demonstrada pela própria "evolução" do DSM: a primeira edição do manual (DSM-I), de 1952, listava 106 categorias diagnósticas, ao passo que a última edição (DSM-5), publicada em 2013, catalogou 450. Importa observar o aspecto gradativo dessa tendência, visto que o DSM-II [1968] contava com 182 categorias diagnósticas, o DSM-III [1980] listava 265 e o DSM-IV [1994], 297.

mais intensa, a extensão do patológico não é restrita à nossa atualidade, como tem sido afirmado reiteradamente. Crítico da monomania e formulador da noção de estado, que amplia significativamente o domínio do patológico a fim de proteger a sociedade, Falret (*apud* Castel, 1978, p.173) já afirmara em 1869: "[...] pensando bem, não se tardará em reconhecer que a Sociedade deve proteger não somente a vida, mas a propriedade e a honra dos indivíduos, assim como a ordem pública. Desse modo, o número dos alienados que podem perturbar, por essas diferentes razões, a segurança pública encontra-se singularmente aumentado".

Dessa maneira, o conceito de "anormal" constitui uma primeira e ainda historicamente distante proveniência da "saúde mental", na medida em que, a pretexto da prevenção, da virtualidade do patológico, torna-se possível intervir de maneira médica na vida ainda não concebida como mentalmente enferma. A medicalização do anormal (isto é, a conversão do anormal em problema médico) apresenta, assim, uma importante consequência: a desconsideração da doença mental como problema exclusivamente asilar, ou seja, sua primeira "desospitalização" – ainda que não tenha desconstruído de forma nenhuma a realidade asilar – não implicou menor intervenção psiquiátrica.

2.2. A multiplicidade crítica e a desconstrução relativa do paradigma tradicional da psiquiatria: sobre a proveniência da saúde mental

Apesar de a extensão do patológico ao corpo social ter sido inaugurada pela psiquiatria inicialmente em torno da monomania e depois em função de noções tais como de "estado"

Saúde mental, depressão e capitalismo

e de "síndrome", que constituíram o que designamos como "virtualidade da patologia", o paradigma tradicional da psiquiatria, baseado na internação manicomial, permaneceu quase inabalado até pelo menos a segunda metade do século XX. Sendo a proposta central da "saúde mental" a superação desse paradigma, examinemos as diferentes matrizes e os argumentos centrais da necessária crítica ao dispositivo asilar. Como se sabe, a relativa desconstrução da realidade asilar advém de diferentes contextos e perspectivas críticas.

Embora tanto o reformismo como as diferentes formas de ruptura com o paradigma psiquiátrico encontrem suas condições de possibilidade históricas de maneira efetiva apenas no pós-guerra, é preciso notar que a crítica ao asilo é praticamente contemporânea ao seu nascimento no final do século XVIII. Em sua pesquisa que versa justamente sobre a constituição do alienismo e a correlativa tecnologia asilar, Castel mostra como o modelo comunitário é discutido ainda no período revolucionário no qual a psiquiatria se constituiu. Interpretando essa discussão, que antecipa "de modo praticamente completo uma política dita de setor", o sociólogo francês questiona: "[...] se esses dois modelos [o hospitalocêntrico e o comunitário] existem simultaneamente, por que a nova medicina mental se moldou no mais arcaico e mais desacreditado dentre eles?" (Castel, 1978, p.71).

Com efeito, a obra médica de Pinel teria construído um paradoxo evidente em tempos revolucionários, pois como conciliar o funcionamento de uma instituição totalitária — conforme a conceituação posterior de Goffman (2007, p.13-108) — com os ideais republicanos de liberdade, igualdade e fraternidade? A despeito do humanismo filantrópico de Pinel, que exerceu tam-

Elton Corbanezi

bém um influente papel político na Revolução Francesa, o funcionamento terapêutico da instituição que inventou dependia fundamentalmente da autoridade médica e do caráter fechado necessário à incorporação da disciplina. Por isso, de maneira ainda moderada, o primeiro modelo de reforma do paradigma pineliano foi a "colônia de alienados", cujo objetivo consistia em resgatar parcialmente a liberdade do alienado, que poderia, então, curar-se mediante a realização de atividades como o trabalho. Não obstante a intenção de se harmonizar com os princípios fundadores da modernidade, as colônias de alienados, inspiradas originalmente na colônia agrícola de Gheel,[8] não se diferenciaram, ao longo do tempo, dos hospitais psiquiátricos tradicionais (cf. Amarante, 1998, p.27; 2007, p.38-40).[9]

Outra mostra de como o dispositivo asilar foi desde sua origem problematizado consiste no manifesto opuscular do

---

8 Trata-se de uma colônia agrícola belga que, desde o período medieval, recebia alienados e os mantinha em regime de liberdade parcial sob a responsabilidade de camponeses. Robert Castel (1978, p.254-5) mostra como o modelo foi criticado por alienistas como Jules Falret, que, mesmo reconhecendo a necessária oferta de liberdade aos doentes, sustentava que a arquitetura fechada da instituição psiquiátrica era terapeuticamente mais profícua. Segundo Foucault (2003, p.335), porém, é apenas no final do século XVIII que a colônia de Gheel sofre uma "brusca reinterpretação" e se associa à ideia de liberdade, visto que na Idade Média a aldeia belga expressava ainda a relação de exclusão que se estabeleceu com a loucura identificada à lepra, cuja prática segregativa tinha por finalidade preservar o homem de razão.

9 Amarante (2007, p.39-40) exemplifica o fracasso prático das colônias de alienados a partir da criação, no Brasil, daquelas que se tornaram manicômios tradicionais, entre as quais se pode destacar as colônias de Juquery e de Barbacena.

Saúde mental, depressão e capitalismo

irmão Hilarion (Jean Tissot), circulado no momento que se instaurava a lei francesa de 1838, criada para regulamentar a internação. Uma década depois de afirmar que a adoção da lei seria "uma verdadeira calamidade pública", Tissot (*apud* Castel, 1978, p.201) sustenta sua assertiva alertando para a "matança" e o "martírio" cotidianos que os alienistas provocavam por "cegueira, erro e cobiça". Insurgindo-se contra o poder médico dos alienistas, o religioso teria, então, fornecido "a primeira formulação coerente para certas atitudes antipsiquiátricas", já mostrando, inclusive, a possibilidade de uma "antipsiquiatria de direita", assegura Castel (*ibidem*).[10]

Entretanto, é sobretudo com a difusão do organicismo fundamentado pela teoria da degenerescência de Morel que a crítica ao paradigma tradicional da psiquiatria se acentua. Postulando a incurabilidade dos doentes internados, a teoria organogenética de Morel defende a ideia de que os alienistas são acionados tardiamente em sua função terapêutica, visto que a psiquiatria deveria intervir sempre de modo antecipado, prevenindo a atualização da doença em indivíduos portadores do "estado" anormal. Além do mais, já se constata à época que, não alcançando a cura, o hospital ainda produz a cronificação dos pacientes, conduzindo-os à morte, como adverte um médico francês anos depois da denúncia de Jean Tissot (cf. *ibidem*,

---

10 Na mesma nota de rodapé, o sociólogo francês indica como essa orientação direitista não é estranha ao pensamento de Thomas Szasz, importante psiquiatra húngaro que desconstruiu e recusou teórica e praticamente o objeto psiquiátrico (a doença mental) e, assim, se consolidou como uma referência fundamental ao pensamento antipsiquiátrico.

p.256).[11] Contudo, o questionamento extrapola a realidade asilar; a partir de 1860, critica-se todo o funcionamento da medicina mental: a legislação, o caráter arbitrário das internações, o fundamento institucional e o teórico, na medida em que, como observa Castel a partir de Morel, a transformação da concepção "científica" da patologia mental deve necessariamente implicar uma profunda reavaliação da prática (*ibidem*, p.261). Com isso, em oposição à história convencional da psiquiatria, o sociólogo argumenta que não foi apenas recentemente, no pós-guerra, que se tramou a desconstrução do paradigma tradicional da psiquiatria, dado que os anos 1860 iniciaram críticas "tão violentas e tão lúcidas como as dos modernos antipsiquiatras" (*ibidem*, p.13).

Somente após um século, no entanto, mudanças teórico--assistenciais aconteceram no domínio psiquiátrico. Embora muitas vezes se aceite tal ideia incontestavelmente, poderíamos nos perguntar, junto com Castel (*ibidem*, p.266), se essas mudanças de fato ocorreram, uma vez que – para utilizar uma expressão de Guattari (Guattari; Rolnik, 1986, p. 95) – os "grandes bastiões da psiquiatria não foram tocados". É verdade que, por outro lado, nem todas as experiências alternativas

---

11 É necessário destacar que não é nova a concepção de que a internação produz a cronificação e, em outros casos, a própria doença dos internos. Foucault (2003, p.397-9, 413) mostra a existência desse efeito já no século XVIII, durante a internação da época clássica, intensificando-se, contudo, no século XIX. Percebe-se, assim, uma consequência comum em diferentes instituições disciplinares, pois, da mesma forma que o internamento psiquiátrico produz a doença mental, a prisão produz a delinquência, como o filósofo sustenta em *Vigiar e punir* (*idem*, 1987).

Saúde mental, depressão e capitalismo

em psiquiatria devem ser consideradas meramente reformistas, como mostra a implicação da crítica perpetrada tanto pela antipsiquiatria inglesa quanto pela tradição basagliana. De maneira geral, contudo, é preciso reconhecer: uma mudança significativa ocorre globalmente com a psiquiatria após a Segunda Guerra Mundial, constituindo, assim, a saúde mental. Levando em conta a proposição segundo a qual o "dispositivo da saúde mental" advém da multiplicidade teórico-assistencial das chamadas "psiquiatrias alternativas" (Portocarrero, 1990), examinemos, então, suas diferentes vertentes conforme a divisão proposta por Birman e Costa (1994) e complementada por Amarante (1998; 2007). De um lado, há dois blocos cujas experiências são essencialmente reformistas. Composto pela comunidade terapêutica inglesa e pela psicoterapia institucional francesa, o primeiro bloco tem por característica comum a introdução de modificações na instituição psiquiátrica, mantendo-a, porém. O segundo se constitui, por sua vez, pela psiquiatria de setor francesa e pela psiquiatria comunitária ou preventiva norte-americana. Embora enfatizem a importância da redução do modelo hospitalar, ambas as experiências produziram uma significativa extensão da psiquiatria no espaço social a partir de noções como prevenção e promoção da saúde mental. De outro lado, contudo, apresentam-se duas experiências radicais dispostas a romper inteiramente com o dispositivo psiquiátrico tradicional: a antipsiquiatria inglesa e a tradição basagliana, que fundamentou a psiquiatria democrática italiana.[12]

---

12 Observemos que, desde sua origem, a psicanálise também constituiu um importante movimento de "despsiquiatrização", na medida em que questiona e subtrai o caráter terapêutico do paradigma

Antes de delinear as propostas alternativas em psiquiatria, é preciso indicar ligeiramente seu contexto, destacando por ora um fator específico cuja centralidade política será fundamental à problematização da saúde mental. Ao mesmo tempo que se constata, no imediato pós-guerra, que a situação de pacientes psiquiátricos internados em asilos se assemelha à de campos de concentração nazistas, percebe-se como inadmissível o desperdício de força de trabalho que os muros conservam. Segundo Joel Birman e Jurandir Freire Costa, a origem da "nova psiquiatria"[13] consiste na retomada do trabalho pioneiro de Simon,

---

de internação, ao mesmo tempo que restitui ao doente a condição de sujeito, atribuindo-lhe novamente a linguagem. Contudo, como bem observa Foucault (2003, p.502-3; 2006, p.449-50), a psicanálise não representaria a radicalidade dos movimentos contestatórios da psiquiatria, uma vez que precisa conservar o poder médico indispensável à produção da verdade sobre a doença. De fato, como veremos, as críticas mais radicais à psiquiatria não se limitam à desconstrução do hospital psiquiátrico, mas se dirigem também – e de modo fundamental – à desmedida força conferida ao médico, da qual decorrem a produção da verdade sobre a loucura e a consequente submissão do doente a tal verdade.

13 Constituída pelo conjunto de saberes e práticas psiquiátricas do pós-guerra, a "nova psiquiatria" é marcada fundamentalmente pela substituição da noção de *doença mental* pela de *saúde mental*. Assim como Venâncio (1993), utilizamos aspas na expressão a fim de relativizar seu ineditismo ao menos em quatro sentidos. Em primeiro lugar, porque as propostas da chamada "nova psiquiatria" foram apresentadas como alternativas desde a constituição do alienismo; em segundo lugar, em função de a "nova psiquiatria" enfatizar, assim como o alienismo, a dimensão social e moral da loucura tanto do ponto de vista etiológico quanto terapêutico – lembremos que é a ideia de cura, ou seja, a possibilidade de reconversão da doença em razão ou do doente em tipos sociais cristalizados, que subtrai a

Saúde mental, depressão e capitalismo

Sullivan e Menninger, que teriam, ainda nas três primeiras décadas do século XX, se utilizado da ocupação de doentes mentais para diferentes feitos — como a construção de um hospital coordenada por Simon em 1903 —, obtendo, assim, um efeito terapêutico sobre os próprios internos (Birman; Costa, 1994, p.45-9). A retomada dessas experiências precursoras e embasadas na "terapêutica ativa" ou "terapia ocupacional" ocorreu ainda durante a Guerra, em que tanto Bion e Rickman, na Inglaterra, quanto Menninger, nos EUA, realizaram algo semelhante. Precisando tratar os distúrbios mentais de soldados internados e diante da carência de médicos para tanto,

---

alteridade irredutível da desrazão clássica, tornando o doente mental, ao menos teoricamente, um "outro" efetivamente entre aspas, dada sua possibilidade de modulação e de (re)integração na cultura moderna; em seguida, devido à "nova psiquiatria" retomar o ideal libertário que, de alguma forma, orientou o gesto pineliano designado como "libertação dos acorrentados"; por último, em virtude do caráter abusivo com que a expressão "nova" é utilizada também no domínio psiquiátrico, pois da mesma maneira se autodefine a psiquiatria biológica contemporânea, não constituindo ela, porém, nada mais do que a atualização de uma perspectiva existente desde a formação da psiquiatria positiva no século XIX. Com a intenção de compreender e problematizar a formação da "nova psiquiatria" no Brasil, Portocarrero (1990) lança mão do termo "psiquiatria alternativa". Nesse caso, o uso das aspas se justifica em função de tais "alternativas" à psiquiatria não terem rompido efetivamente com o paradigma psiquiátrico tradicional, mas provocado tão somente uma "metamorfose". Emprestado de Castel (1978, p.13), o conceito de *metamorfose* intitula a tese de Portocarrero (*op. cit.*), que assim sustenta a ocorrência de uma transformação sem ruptura na prática dessa "nova psiquiatria", sobretudo no caso brasileiro, que incorpora de maneira heterogênea a multiplicidade teórico-assistencial das diferentes propostas alternativas.

esses médicos organizaram, cada qual à sua maneira, os internos em grupos que se inter-relacionavam e os ocuparam com atividades, resultando disso uma significativa potencialidade terapêutica e a reintegração dos soldados no *front*. De acordo com Birman e Costa, que capturam com perspicácia as tendências relativas à emergência da saúde mental, a origem da "nova psiquiatria" não se deveria apenas à atualização de críticas já existentes – tais como a de que o hospital psiquiátrico mantém e produz a doença mental, segregando-a –, mas estaria também associada à ideia de recusa do desperdício do potencial humano abandonado nos asilos (*ibidem*, p.49). Ora, antecipando nossa intenção de mostrar como a depressão se torna um problema de saúde mental emblemático, é preciso dizer que, no mesmo período, a Escola de Chicago elabora a teoria do "capital humano", para a qual a depressão – em todo o seu processo de desinvestimento das potencialidades humanas do indivíduo – se configura como uma experiência socialmente antinormativa da perspectiva capitalista, não obstante a movimentação que produza no mercado por meio da indústria farmacêutica e de todas as ciências de radical "psi".

As experiências pioneiras da "terapia ativa", operadas por Simon, Sullivan, Menninger, Bion e Rickman em diferentes contextos, constituem uma referência fundamental à comunidade terapêutica e à psicoterapia institucional. Delimitada mais claramente por Maxwell Jones a partir de 1959, após uma série de experiências em um hospital psiquiátrico inglês, a comunidade terapêutica se volta contra a iatrogenia, a custódia e a segregação intrínsecas à hierarquia tradicional reproduzida nos hospitais psiquiátricos (Jones, 1972). Com uma estrutura social horizontal e igualitária, o pressuposto fundamental

Saúde mental, depressão e capitalismo

dessa prática consiste em tornar a função terapêutica uma tarefa relacional restrita não apenas à equipe profissional, mas estendida também aos próprios internos, aos seus familiares e à comunidade. Fundada na concepção de comunidade – tão cara a todas as propostas alternativas que constituem a "nova psiquiatria" –, a experiência inglesa almejava desconstruir o princípio de autoridade médica do hospital psiquiátrico tradicional, democratizando as relações e reformando a instituição segundo os princípios de igualdade.[14]

Já a psicoterapia institucional – assim designada por Georges Daumezon e Philippe Koechlin em 1952 após a experiência pioneira de François Tosquelles no hospital francês Saint-Alban – postula a necessidade de reorganizar a instituição psiquiátrica a partir do referencial psicanalítico, uma vez que o hospital seria o espaço efetivamente adequado para acolher os psicóticos, habitantes *sui generis* de lugar nenhum.[15] Desse modo, a experiência francesa não visa à eliminação do hospital

---

14 Com efeito, como sustenta Venâncio (1993, p.132-3), a noção de comunidade que orienta toda a "nova psiquiatria" consiste na retomada do princípio da igualdade. Para uma desconstrução da noção de comunidade com função cooperativa (ideia de que os recursos humanos e institucionais da comunidade podem se somar à ação da psiquiatria) e com função terapêutica (ideia segundo a qual os grupos sociais possuem potencial terapêutico "espontâneo"), ver Birman e Costa (1994, p.62-9).

15 Amarante (1998, p.32) observa, a esse respeito, como a psicoterapia institucional faz funcionar a ideia esquiroliana segundo a qual o hospital é o mais potente agente terapêutico da doença mental nas mãos de um médico competente. Uma importante referência à psicoterapia institucional é *Psychiatrie et psychothérapie institutionnelle*, de Jean Oury (1977).

psiquiátrico, mas ao início de um processo terapêutico para recuperá-lo, fazendo funcionar a ideia de que todos – técnicos, pacientes e instituição – relacionados indistintamente cumprem uma função terapêutica. Embora também se voltasse contra a hierarquia tradicional, a violência institucional, a segregação e a verticalidade das relações, enfatizando a dimensão social e subjetiva da patologia, a novidade sobressalente da psicoterapia institucional em relação à comunidade terapêutica consistiu numa significativa inserção da psicanálise na instituição psiquiátrica.[16]

Compondo uma das experiências do outro bloco reformista, a psiquiatria de setor constitui um desdobramento da psicoterapia institucional que questiona, porém, o uso exclusivo do modelo hospitalar. Elaborada pelos setores mais críticos e progressistas da psiquiatria francesa, que têm em Lucien Bonnafé seu maior expoente, a setorização se tornou a política oficial de saúde mental na França a partir de 1960. Embora ainda mantenha o hospital como dispositivo intermediário e neces-

---

16 Um exemplo emblemático da incorporação da psicanálise no meio psiquiátrico e da consolidação da psicoterapia institucional foi a criação da clínica La Borde em 1953 pelo psiquiatra e psicanalista francês Jean Oury, que contou também com o trabalho do psicanalista Félix Guattari. Em uma crítica severa a essa instituição psiquiátrica, Castel (1987, p.86) assegura que, embora seja cercada mais por árvores do que por muros, La Borde "apresenta a maioria das características objetivas de uma verdadeira 'instituição totalitária'". A despeito do aspecto extremado da afirmação, o próprio Guattari (Guattari; Rolnik, 1986, p.97), também nos anos 1980, diz que "os microprocessos vividos em La Borde não desembocaram num processo mais geral de transformação", apesar de a instituição ter apresentado, nos anos 1950, um "capital de possível".

Saúde mental, depressão e capitalismo

sário para determinados casos, a novidade da política de setor consiste na criação e implantação de centros de saúde mental distribuídos territorialmente para cada 60 mil habitantes em média, instituindo em cada um deles uma equipe multiprofissional constituída de psiquiatras, psicólogos, enfermeiros e assistentes sociais, entre outros profissionais. Além dos centros de saúde mental, outros "equipamentos extra-hospitalares" compõem a setorização, tais como albergues, apartamentos terapêuticos, ateliês protegidos e visitas em domicílio. Como se vê, sua intenção de regionalização do atendimento – depreendida da própria ideia de setor – corresponde também à perspectiva comunitária que atravessa a "nova psiquiatria", cujo objetivo comum consiste tanto na desconstrução do modelo hospitalar tradicional e da atenção voltada predominantemente à fisicalidade da doença mental quanto na subtração do poder exclusivo do médico psiquiatra. Entretanto, a despeito da intenção de atenuar o paradigma psiquiátrico baseado na internação, a psiquiatria de setor representou uma das atualizações (*aggiornamento*) da psiquiatria em sua função de controle social. Isto é, sua pretensão de conduzir a psiquiatria à cidade, fazendo funcionar a ideia de prevenção e de continuidade terapêutica pós-cura, ocasionou, segundo os críticos, o fortalecimento do poder psiquiátrico, que atua então de maneira contínua em todo o território social.[17]

---

17 *A gestão dos riscos: da antipsiquiatria à pós-psicanálise*, de Robert Castel (1987), constitui uma importante referência a respeito da setorização francesa, designada criticamente pelo autor como *aggiornamento* psiquiátrico – metáfora religiosa utilizada para desmistificar a ideia de ruptura e, desse modo, evidenciar a atualização e a sofisticação do dispositivo psiquiátrico, não restritas, porém, à política

Elton Corbanezi

A psiquiatria comunitária, por sua vez, consiste na mais significativa proveniência e efetivação da saúde mental. A razão disso é a maneira evidente com que essa experiência realiza o deslocamento da terapêutica da doença mental para a promoção da saúde mental. Após a divulgação da condição precária dos asilos norte-americanos, o presidente Kennedy formula essa nova política assistencial em 1963, que adquire sustentação teórica com a publicação em 1964 de *Princípios de psiquiatria preventiva*, de Gerald Caplan (1980), tornando-se logo o modelo indicado mundialmente pela OMS.[18] *Grosso modo*, a atuação preventiva desse modelo teórico-assistencial é dividida em três níveis: o primário, que consiste na tentativa de impedir o desencadeamento da doença a partir da intervenção nas condições possíveis de sua formação no meio social ou no próprio indivíduo; o secundário, que diz respeito ao diagnóstico e ao tratamento precoces do indivíduo; e o terciário, relativo à reabilitação do indivíduo em sociedade após sua me-

---

de setor, mas coextensivas a outras experiências alternativas, tais como a psiquiatria comunitária, a psicoterapia institucional e a própria antipsiquiatria. A propósito da setorização como "explosão da instituição psiquiátrica" com função de esquadrinhamento da população, ver também Guattari e Rolnik (1986, p.95), Guattari (1987, p.130-2), Lagrange (2006, p.466-7) e Amarante (1998, p.34-6; 2007, p.45-7).

18 A relevância dessa experiência, cuja ênfase repousa no modelo extra-hospitalar e na substituição efetiva da doença mental pela saúde mental, fez que a psiquiatria comunitária fosse concebida como a terceira revolução psiquiátrica, precedida pela constituição do alienismo e da doença mental por Pinel e pela criação do conceito de inconsciente por Freud (cf. Birman, 1978, p.1; Portocarrero, 1990, p.79, 86).

Saúde mental, depressão e capitalismo

lhora. Também com foco na comunidade, é a prevenção primária que constitui a essência e a originalidade desse modelo no interior da "nova psiquiatria", ao mesmo tempo que fundamenta a obsolescência do asilo. Porém, como argumentam de maneira convincente Birman e Costa (1994, p.58-9), tal originalidade pode ser apenas pretendida, uma vez que não há nenhum sistema causal consistente capaz de predizer efetivamente o desencadeamento da doença mental. Como mostram os autores, o conceito de crise – evolutiva ou acidental – seria apenas o indicador do desequilíbrio ou de sua possibilidade, não consistindo ainda sinônimo de doença mental.[19] Nesse ponto, é preciso chamar a atenção para a semelhança operacional do conceito de crise em relação à concepção de anormalidade, igualmente transitiva e localizada *entre* o normal e o patológico. Decorre daí, aliás, uma de nossas intenções de mostrar a anormalidade como uma importante proveniência da saúde mental, a despeito da distância histórica que separa esses dois momentos da psiquiatria. Da caça aos "degenera-

---

19 Isto é, os psiquiatras e sua equipe multidisciplinar, assim como a comunidade como um todo, com seus líderes formais e informais, deveriam antecipar a atualização da doença a partir de situações de crise, que podem ser evolutivas ou acidentais. No primeiro caso, trata-se de crises provenientes de algum desvio ou fissura ocorridos durante o desenvolvimento natural do indivíduo, ao passo que as crises acidentais decorrem de acontecimento ou ameaça de algo externo ao indivíduo, como uma perda. De acordo com Birman e Costa (1994, p.57-8), nesse contexto de produção da saúde, a crise também pode, por outro lado, promover a saúde, desde que – e é importante observar essa condição – o indivíduo seja "ajudado por técnicos ou líderes comunitários, psiquiatricamente orientados".

dos" à caça aos "suspeitos", o procedimento é praticamente o mesmo, não obstante a diferença teórica: trata-se de capturar o suposto devir-doença, eliminando-o.

No entanto, ao contrário da teoria pretensamente biológica de Morel, para realizar tal captura a psiquiatria preventiva de Caplan não se baseia no modelo científico das ciências médicas, embora importe delas a perspectiva evolutiva da doença, à qual devem corresponder as intervenções preventivas estabelecidas de forma temporal. Em vez disso, aferindo a saúde e a doença a partir da adaptação ou desadaptação social, a psiquiatria comunitária recorre à noção de desvio, cara tanto à sociologia quanto à psicologia behaviorista.[20] Dessa maneira, o preventivismo opera um estratégico "deslizamento conceitual" (*ibidem*, p.64), visto que estabelece uma relação de semelhança entre desvio social e doença mental, acreditando assim, logicamente, que a prevenção do desvio, embasada em métodos sociológicos de reação a determinadas situações ou condições, poderia pre-

---

20 Dessa relação da medicina com a psicologia e a sociologia advém a noção de indivíduo como "unidade biopsicossocial". A partir desse conceito, Portocarrero (1990) sustenta a ausência de descontinuidade na constituição da "nova psiquiatria" — sobretudo no que diz respeito à experiência brasileira, que a incorpora em suas várias formas —, na medida em que retoma a racionalidade própria do modelo tradicional da psiquiatria embasado nas vertentes organicista, psicológica e sociológica. No entanto, a novidade consiste em sua "unidade", que atribui uma multiplicidade causal distinta da psiquiatria tradicional, que defendia, segundo cada escola, a predominância de uma única causalidade (biológica, psicológica *ou* social). Tal conceito é também reflexo da multiplicidade constitutiva da saúde mental, que incorpora outras áreas não pertencentes à ciência médica.

Saúde mental, depressão e capitalismo

venir a incidência da doença mental.[21] Embora pareça simples, a equação é politicamente sofisticada: a pretexto de prevenção, torna-se possível intervir em indivíduos suspeitos de portarem um estado "pré-patológico" e, desse modo, promover a "saúde mental", compreendida *stricto sensu* como ajustamento social. Paradoxalmente, o efeito mais evidente do procedimento que objetiva promover a saúde mental consiste na psiquiatrização da vida social para além dos muros asilares,[22] diluindo ainda mais a tênue fronteira entre o normal e o patológico. Ou seja, a prevenção — como já afirmava Basaglia em 1969 a respeito da psiquiatria comunitária norte-americana — "serve para dilatar

---

21 Como indicam Birman e Costa (1994, p.64), tal procedimento se deve em larga medida ao contexto norte-americano da década de 1960, que pretendia "prevenir a instabilidade social decorrente da marginalização de minorias segregadas, como os negros, os pobres, os '*hippies*', os toxicômanos etc.". Associado a isso, "dizia-se", conforme o verbo utilizado por Szasz (1979, p.13), que a doença mental era, na época, o principal problema de saúde nos EUA.

22 É fato que a psiquiatria preventiva desencadeou o que se convencionou denominar "desinstitucionalização". Seria preciso lembrar também que a publicação em 1961 de *Manicômios, prisões e conventos*, de Goffman (2007), contribuiu significativamente para esse processo. Como se sabe, a desinstitucionalização norte-americana desencadeada pelo preventivismo esteve mais associada ao processo de desospitalização, comum a toda a "nova psiquiatria". Deve-se notar, contudo, que o conceito de desinstitucionalização não significa apenas desospitalização, mas sim uma desmontagem do dispositivo psiquiátrico que institucionalizou a loucura como doença mental. Nesse sentido, parece-nos que, entre as propostas alternativas, a antipsiquiatria inglesa de Cooper e Laing, assim como a formulação teórica de Thomas Szasz (1979) e a pesquisa histórico-filosófica de Foucault (2003) seriam as perspectivas mais radicais. Sobre o conceito de desinstitucionalização, ver Barros (1990).

Elton Corbanezi

o campo da 'doença' mais que para reduzi-lo" (Basaglia, 2005, p.156). É importante destacar, ainda, que tal psiquiatrização ocorre também por uma outra via, uma vez que o preventivismo pretende realizar — assim como toda a "nova psiquiatria" — a subtração do "específico psiquiátrico". Ao fazê-lo mediante a descentralização da função do médico psiquiatra, estendida então a psicólogos, assistentes sociais, enfermeiros, terapeutas ocupacionais e, no limite, à comunidade inteira, essa experiência produziu "subpsiquiatras", isto é, uma multiplicação da função-psiquiatra no tecido social.[23]

Delineemos agora a primeira experiência do outro grupo que pretende romper inteiramente com o dispositivo psiquiátrico. Também com ênfase no social, a tese essencial da antipsiquiatria consiste na identificação da alienação mental com a alienação social. No entanto, como defendem David Cooper, Ronald Laing e Aaron Esterson — principais nomes desse movimento inglês inserido na contracultura dos anos 1960 —,[24]

---

23 Criticando essa função terapêutica da comunidade segundo a qual todos se tornam "técnicos de saúde mental" e, assim, indistintamente terapeutas, Birman e Costa (1994, p.67) afirmam que transformar os pais, os amigos, os educadores, os líderes comunitários etc. em "subpsiquiatras" é tão insensato quanto transformar os psiquiatras em "subpais" ou "subamigos". Embora assegurem com tal afirmação o papel específico do psiquiatra — comparando-o até mesmo com a função de um xamã, que se ocupa da dor e do sofrimento dos indivíduos de sua aldeia —, os autores sustentam que a psiquiatria só pode ser em sua tarefa terapêutica individualmente normativa, na contramão da psiquiatria comunitária que se configura como socialmente normativa.

24 Deve-se destacar também o trabalho de Thomas Szasz (1979) nos EUA, assim como a Escola de Palo Alto, de Gregory Bateson, que

Saúde mental, depressão e capitalismo

em vez de prevenir a loucura, trata-se de liberá-la, fazendo-a produzir sua própria verdade sem o controle do poder médico. Uma das razões para essa "viagem da loucura", designada por Laing como metanoia, repousa na constatação antipsiquiátrica de que a loucura não é um fato natural e, por isso, não constitui uma entidade nosológica. Tratar-se-ia, então, de desfazer, nos termos de Deleuze e Guattari (2010, p.424-5), "todas as reterritorializações que transformam a loucura em doença mental", uma vez que, em vez de problema médico, a loucura seria produto social, motivo pelo qual seria necessário deixá-la se manifestar em sua verdade, a um só tempo terapêutica e reveladora.[25] Nas palavras de Cooper (1973, p.28, 31, 36),

---

formulou uma nova concepção da esquizofrenia como problema fundamentalmente comunicativo. Entre as propostas alternativas, a antipsiquiatria foi certamente a que teve a maior produção literária. Daí, aliás, Guattari (1987, p.128) defini-la como um "fenômeno literário dos meios de comunicação de massa", que provocou, no entanto, uma importante tomada de consciência a respeito da articulação existente entre a repressão psiquiátrica e outras formas de coerção. Castel (1987, p.25, 29) também menciona seu caráter mais mundano (jornalístico, literário, teórico) do que estritamente profissional, o que não implica – adverte da mesma forma o sociólogo – a desconsideração de sua importância.

25 Embora Deleuze e Guattari (2010, p.480-1) não figurem explicitamente na antipsiquiatria, observamos que suas contribuições apresentam notáveis aproximações com o movimento. A mais sobressalente, segundo os próprios autores, consiste no princípio da esquizoanálise, bastante próximo da metanoia antipsiquiátrica: em vez de neurotizar a produção psicótica, a fim de neutralizá-la, como pretende a psicanálise, seria preciso estimular seu fluxo, colocando em questão até mesmo a unidade identitária do eu considerado normal. Nesse sentido, a esquizofrenia – objeto privilegiado da anti-

que cunhou o termo "antipsiquiatria", a violência constitui o cerne do problema, e o início da violência em psiquiatria – que é violência *da* psiquiatria – está na família, a qual medeia, por sua vez, uma alienação social geral. No limite, proclama o sul-africano, "não existem esquizofrênicos", pretendendo, assim, desinstitucionalizar a doença mental – isto é, subtrair sua problemática médica – para além da simples desospitalização (*ibidem*, p.47). Desse modo, o problema não residiria na suposta irracionalidade do "doente", mas antes na irracionalidade institucional da psiquiatria.

Embora problematize o autoritarismo de maneira generalizada, dada sua inserção no "imaginário político da liberação" (Castel, 1987, p.25) dos anos 1960, a antipsiquiatria não perde de vista o questionamento primordial concernente à relação de força que subjaz a relação terapêutica estabelecida pelo médico e sustentada pela instituição psiquiátrica. Da perspectiva de Foucault (2006, p.451-2), essa experiência consiste, de fato, numa forma radical de questionar o *a priori* constitu-

---

psiquiatria para evidenciar a fraqueza epistemológica e prática da psiquiatria – não é concebida como uma entidade clínica, tampouco como uma substância, mas como um fluxo processual, limite e tendência do capitalismo que prescinde da reterritorialização asilar, familiar e psicanalítica. É importante notar, contudo, que mesmo a pretensa radicalidade antipsiquiátrica de Cooper e Laing é percebida pelos autores de *O anti-Édipo* como conservadora, visto que mantém o "familialismo" como interpretação e causalidade também da esquizofrenia, cujo delírio seria histórico-mundial (*ibidem*, p.130-2, 476-9). Nesse sentido, o texto de Guattari (1987, p.114-23) intitulado "Mary Barnes ou o Édipo antipsiquiátrico" – que trata da "viagem" de Mary Barnes com seus "terapeutas" em Kingsley Hall, célebre comunidade antipsiquiátrica inglesa – é também elucidativo.

Saúde mental, depressão e capitalismo

tivo da psiquiatria: suas relações de poder.[26] Nesse sentido, a crítica antipsiquiátrica assume uma dimensão mais política do que epistemológica, ainda que esta não seja negligenciada pelos antipsiquiatras, que se esforçam em demonstrar a impossibilidade de reduzir determinado comportamento desviante à objetividade científica que define o patológico; sabem, afinal, que a crítica epistemológica é também política.

Igualmente radical, a psiquiatria democrática italiana efetivou um processo de desativação do hospital psiquiátrico no país com a implementação da Lei 180 em 1978, conhecida

---

26 Foucault (1994, v.2, p.433; 2006; 2011a) manifesta seu entusiasmo em relação à antipsiquiatria em diferentes ocasiões. Em uma delas, convidado a palestrar equivocadamente na condição de antipsiquiatra em um congresso em Montreal em 1973 (cf. *idem*, 1994, v.4, p.536-7), o filósofo afirma diante do público que, reduzindo o poder médico a zero, a antipsiquiatria de Cooper e Laing constituiria muito mais do que apenas um rearranjo institucional, um corte epistemológico ou até mesmo uma revolução política: seria, antes de tudo, uma forma de "ruptura etnológica" relativa a toda a nossa "imensa racionalidade social" (*idem*, 2011a, p.102). Apesar dessa menção específica à antipsiquiatria inglesa, Foucault normalmente se refere à antipsiquiatria em suas diferentes formas, definindo-a como "tudo o que questiona o papel do psiquiatra outrora encarregado de produzir a verdade da doença no espaço hospitalar" (*idem*, 2006, p.448; 2011a, p.100). Segundo o autor, a origem da antipsiquiatria reside na crise instaurada pela constatação de que Charcot fabricava a histeria com seu poder médico (hipótese explorada no curso *O poder psiquiátrico*) e se estende, por um lado, à psicofarmacologia e à psicanálise, bem como, por outro lado, à antipsiquiatria no sentido usual do termo, que compreende tanto o trabalho de Cooper e Laing quanto o combate político de Basaglia e Guattari. Sobre essa tipologia estabelecida pelo filósofo, ver especialmente Foucault (2011a).

também como "Lei Basaglia". Com efeito, o pensamento e a experiência do psiquiatra italiano Franco Basaglia, inicialmente em Gorizia e depois em Trieste, entre os anos 1960 e 1970, embasaram essa nova política, que se tornou modelo para a desativação dos hospitais psiquiátricos em diversos outros países ocidentais.[27] Fazendo funcionar de maneira bastante reflexiva e concreta os pressupostos marxistas, Basaglia (1985, p.108) trata a questão psiquiátrica como um problema fundamentalmente político e econômico: ao mesmo tempo que é medicamente marcado por relações de poder, o hospital psiquiátrico também conserva e reproduz a diferença de classe; daí a afirmação de que "[u]m esquizofrênico rico internado numa clínica particular terá um diagnóstico inteiramente distinto do de um esquizofrênico pobre, internado à força num hospital

---

27 No Brasil, por exemplo, embora a "nova psiquiatria" tenha se constituído mediante a incorporação das diversas experiências alternativas, a tradição basagliana é uma importante referência. Prova disso pode ser a aprovação da Lei 10.216 em 2001, marco legislativo pioneiro nas Américas voltado ao desmonte dos hospitais psiquiátricos, baseado nos direitos de usuários e familiares e designada também como "Lei Delgado", em homenagem a seu proponente, o deputado Paulo Delgado, do Partido dos Trabalhadores de Minas Gerais. Sobre o percurso desse projeto de lei até sua promulgação em 2001 e uma avaliação mais positiva após um decênio de sua vigência, ver Pedro Gabriel Godinho Delgado (2011). De outra perspectiva, sustentando o caráter processual de qualquer transformação na sensibilidade social, Prado Filho e Lemos (2012, p.62) afirmam, também mais de dez anos após esse acontecimento legislativo, que a experiência brasileira, assim como a italiana, sofreu a ilusão da "abolição por decreto", acreditando na "extinção legal do manicômio", que ainda figura em nossa paisagem social.

Saúde mental, depressão e capitalismo

psiquiátrico público". Ademais, a própria doença é compreendida como decorrência da marginalização socioeconômica, não sendo negada, porém, sua realidade psicopatológica, como o faz a antipsiquiatria de Cooper e Laing.[28] Procedendo dialeticamente, Basaglia assegura a necessidade de negar e superar a um só tempo o hospital psiquiátrico, designado como uma "instituição da violência" ao lado de outras, tais como escola, fábrica e universidade, que reproduzem as contradições da sociedade capitalista e se sustentam na divisão entre os que têm poder e os que não o têm. Assim, diferentemente da comunidade terapêutica, da psicoterapia institucional e da psiquiatria de setor – que servem, contudo, de forma intermediária para o propósito basagliano –, o objetivo não é humanizar o hospital, mas sim negá-lo e superá-lo, distribuindo territorialmen-

---

28 Ainda que Basaglia tenha recusado o termo "antipsiquiatra" (cf. Guattari; Rolnik, 1986, p.89; Lagrange, 2006, p.469), seu nome figura notavelmente ao lado de Cooper, Laing, Esterson, Szasz, Goffman etc., em função, evidentemente, de sua pretensão de desconstruir o paradigma psiquiátrico tradicional. De todo modo, a despeito da recusa, o próprio Basaglia (1985, p.9) qualifica os discursos reunidos em *A instituição negada* como antipsiquiátricos no sentido de anti-institucionais ou antiespecialísticos, propondo uma necessária transposição do domínio específico da psiquiatria a fim de atingir as estruturas sociais que a condicionam, uma vez que a suposta neutralidade científica dessa medicina sustentaria ideologicamente os valores dominantes. Do ponto de vista prático, a tradição basagliana promoveu, de fato, uma significativa desinstitucionalização da doença mental, não obstante a recusa em negá-la como realidade psicopatológica, ou seja, como condição efetivamente patológica, que é, contudo, associada à realidade social, a qual é excludente, violenta e estigmatizante (cf. *ibidem*, p.124).

te centros comunitários autossuficientes.[29] No célebre texto de 1969, intitulado justamente "As instituições da violência", Basaglia sustenta a necessária extensão dessa ação transformadora para além da psiquiatria, isto é, para tudo o que, como ela, seria condicionado, no sentido marxista, pela infraestrutura capitalista. Numa passagem emblemática, afirma o psiquiatra:

> Nossa ação só pode prosseguir no sentido de uma *dimensão negativa* que é, em si, destruição e ao mesmo tempo superação. Destruição e superação que vão além do sistema coercitivo-carcerário das instituições psiquiátricas e do sistema ideológico da psiquiatria enquanto ciência para entrar no terreno da violência e da exclusão do sistema sociopolítico, negando-se a se deixar instrumentalizar por aquilo exatamente que quer *negar*. (*ibidem*, p.131, grifo do autor)

Aliado a organizações operárias, sindicatos e partidos de esquerda, o pensamento crítico de Basaglia, que fundamentou a ação política da psiquiatria democrática italiana desde 1973, voltou-se mais especificamente, apesar de sua abrangência, à

---

29 Embora seja considerada uma ruptura não apenas com a psiquiatria tradicional alienista, mas também com a "nova psiquiatria" (cf. Amarante, 1998, p.49), ou a mais expressiva entre as propostas alternativas (cf. Venâncio, 1993, p.131), a experiência italiana foi também percebida como uma nova forma "de institucionalização do poder não só psiquiátrico, mas social, da loucura" (Portocarrero, 1990, p.74). Com efeito, apesar da postura revolucionária da tradição basagliana, não se assistiu à dissolução do poder psiquiátrico, que permanece, sob justificativa científica, governando condutas para além do hospital.

Saúde mental, depressão e capitalismo

própria psiquiatria, cujo funcionamento é percebido como estritamente ideológico. Segundo o autor, a suposta neutralidade científica da psiquiatria teria subtraído a realidade concreta do doente para se ocupar tão só da doença enquanto categoria abstrata, fundamentando, desse modo, todo o aparato institucional, legislativo, administrativo e nosográfico que a circunscreve. Sendo assim, a sofisticação técnica do poder médico seria uma forma de ocultar e de mistificar sob a aparente finalidade terapêutica tanto a violência real e constitutiva da prática psiquiátrica quanto a contradição das relações sociais. Tal como para a antipsiquiatria de Cooper e Laing, na visão de Basaglia a violência também constitui o cerne da questão. Mais que tudo, o psiquiatra italiano problematiza o aspecto relacional de tal violência, o qual define e configura a experiência patológica: "o problema já não é tanto o da doença em si, mas sobretudo o da *relação* que se estabelece com ela", isto é, "[...] a doença não é a condição objetiva do doente, mas o que o faz assumir *o aspecto que tem* reside na relação com o médico que a codifica e com a sociedade que a nega." Por isso a psiquiatria democrática italiana também reivindica a distribuição igualitária do poder, levando a cabo o princípio comunitário que atravessa a "nova psiquiatria" (*ibidem*, p.109, 129, grifos do autor).

Como se vê, as psiquiatrias alternativas se constituíram desde o pós-guerra, fortalecendo-se sobretudo por volta dos anos 1960, graças também à publicação de diversos trabalhos fundamentais, entre os quais se destacam *O mito da doença mental* [1960], de Thomas Szasz (1979), *O eu dividido* [1960], de Ronald Laing (1978), *História da loucura* [1961], de Michel Foucault (2003), *Manicômios prisões e conventos* [1961], de Erving Goffman (2007), *Psiquiatria e antipsiquiatria* [1967], de David

Elton Corbanezi

Cooper (1973), e *A instituição negada* [1968], organizado por Franco Basaglia (1985). Provenientes da atividade comum — porém não previamente planejada — de problematização da psiquiatria, somente depois tais trabalhos formaram o que Foucault (1999c, p.20-1) designou como um "nós", ou seja, uma "comunidade de ação". Com efeito, as críticas e as transformações procedentes de uma nova percepção da psiquiatria fazem parte de um momento histórico no qual, em países europeus e nos EUA, emergiam movimentos contestatórios direcionados às formas tradicionais de autoridade e aos privilégios de classe, assim como micropolíticas voltadas às mulheres, às normatividades sexuais, à questão racial, à delinquência, ao meio ambiente, à toxicomania, às doenças mentais etc. E nesse contexto de "liberação" — para o qual maio de 1968 se tornou paradigmático — a psiquiatria se apresentava como um objeto privilegiado para evidenciar o desnível de determinadas relações de poder e o caráter repressivo que daí decorria. Em relação a uma ideologia cuja liberação era a palavra mestra, afirma Castel (1987, p.28), "a psiquiatria representava o bode expiatório ideal". Assim sendo, de maneira mais ou menos radical, as psiquiatrias alternativas se voltam contra o poder médico institucionalizado a fim de lhe subtrair o domínio exclusivo da loucura e torná-la novamente um problema social.[30]

---

30 Afirmamos se tratar de um retorno do problema na medida em que a consideração da loucura enquanto produto de relações sociais é uma tese sustentada por quase toda a escola alienista, para a qual a etiologia da doença, assim como sua terapia, é predominantemente moral. Nesse sentido, também recusando a concepção biológica da doença, a "nova psiquiatria" retoma o problema constitutivo do alienismo, da perspectiva, porém, da desinstitucionalização da doença

Saúde mental, depressão e capitalismo

Junto a essa politização da psiquiatria, ocorre também sua "psicanalização". Uma das razões da incorporação da psicanálise pela psiquiatria consiste na supervalorização da subjetividade, que caminha *pari passu* com o deslocamento das lutas políticas no momento que essa complexa teoria do psiquismo é percebida como essencialmente subversiva, dada sua capacidade de entrecruzar liberação social e liberação pessoal. De acordo com Castel (*ibidem*, p.26), a psicanálise parecia, então, poder articular, na unidade de uma teoria rigorosa, dois componentes essenciais: o político e o psicológico. Em função disso, o sociólogo chama a atenção para a psicanalização da psiquiatria francesa, o que não deixava de ser, contudo, uma tendência inteiramente "psiquiatricida"; afinal, a conversão seria uma forma de desmedicalizar a doença mental por meio do reconhecimento do caráter exclusivamente relacional da patologia. De todo modo, as referências psicanalíticas haviam se tornado "as ideias reguladoras, no sentido kantiano da palavra, da prática psiquiátrica moderna" (*ibidem*, p.89).[31] No mesmo sentido, ao

---

mental e da supressão da prática segregativa própria do alienismo (cf. Venâncio, 1993).

31 É necessário observar que a influência da psicanálise na psiquiatria dos anos 1950 e 1960 não é restrita ao caso francês. Nos EUA, o pensamento psiquiátrico também foi, no mesmo período, fortemente influenciado pela psicanálise, como se nota na publicação das duas primeiras edições do DSM, em 1952 e 1968. Marcados pelo pensamento higienista de Adolf Meyer, que concebe a patologia mental de uma perspectiva reativa e psicogênica, os dois manuais da APA apresentam, de maneira reveladora, termos como "mecanismo de defesa", "neurose" e "conflito neurótico" (Russo; Venâncio, 2006, p.464). O predomínio da psicanálise na psiquiatria norte--americana da época é também explicitado por Goffman (2007,

Elton Corbanezi

lado da valorização da dimensão social e comunitária, a "nova psiquiatria" destaca também a dimensão individual, porém não da perspectiva orgânica, mas sim psicológica, isto é, subjetiva (cf. Venâncio, 1993). A importância atribuída à subjetividade, percebida então como elemento político de liberação pessoal e social, ocasionou, enfim, o que Castel (1987, p.140) designa "pós-psicanálise": não o fim da psicanálise, claro está, mas a banalização e a difusão de uma complexa teoria do psiquismo no tecido social, tornando-a "um fenômeno cultural de massa".

Seguindo nosso propósito, importa destacar uma consequência desse imaginário da liberação: a emergência de diferentes técnicas médico-psicológicas cuja função não seria mais se ocupar do patológico, mas trabalhar a normalidade de modo a potencializar o humano. Herdeiras bastardas da psicanálise – nos termos de Castel –, técnicas como bioenergia, grito primal, Gestalt-terapia, coconselho, análise transacional etc. deslocaram o princípio fundamental e intelectual da fala para privilegiar o corpo e a comunicação não verbal como lugares de manifestação e de liberação das diferentes formas de repressão historicamente inscritas. As novas técnicas médico-psicológicas, impulsionadas em larga medida pela difusão da psicanálise no meio social e associadas também às críticas à psiquiatria tradicional, constituem o que o sociólogo francês denomina "nova cultura psicológica". Instaurando uma nova

---

p.81, 312) e Castel, Castel e Lovell (1980). Somente no decorrer da década de 1970 e com a publicação do DSM-III em 1980 é que o pensamento psiquiátrico dominante se distancia novamente da psicanálise, em direção a uma concepção mais biológica de doença, como veremos no capítulo 3.

Saúde mental, depressão e capitalismo

espécie de "totalitarismo" após a crítica das "instituições totais" (*ibidem*, p.15), a predominância do psicológico promovida pelo "movimento do potencial humano" ou "psicologia humanista" – que são as formas como tais técnicas oriundas em grande parte dos EUA entre os anos 1960 e 1970 são designadas na Europa – seria uma maneira de maximizar o capital humano, programando sua eficiência também para o mercado. Desse modo, ao contrário da experiência do imediato pós-guerra, ainda restrita ao desperdício do potencial humano em casos considerados patológicos, a novidade da "cultura psicológica" decorrente das contestações político-culturais consiste na possibilidade de intervenção sobre a própria normalidade, a fim de "trabalhá-la", "liberá-la" e "potencializá-la". Assim, fundamentadas inicialmente em uma perspectiva crítica em relação a autoridades, obrigações e hierarquias, tais técnicas médico-psicológicas convergem para o projeto de promoção da saúde mental, que constitui a estratégia (se pensarmos no caso da psiquiatria comunitária ou da psiquiatria de setor) ou o efeito indesejado (se pensarmos na não realização efetiva das antipsiquiatrias) da "nova psiquiatria". Como sustentam Birman e Costa (1994, p.44-5), a diferença existente entre as propostas que compõem a nova psiquiatria social seria apenas de superfície: no limite, mediante a intervenção na comunidade, todas tendem à promoção da saúde mental, que se apresenta como o novo objeto da psiquiatria. Perguntando, em termos políticos, *para que* se objetiva promover a saúde mental, mostraremos, no próximo capítulo, de que forma a depressão se constitui como caso emblemático de problema relativo à saúde mental no contexto neoliberal, cujo imperativo, amplamente contrariado pela experiência depressiva, consiste no investimento permanente nas potencialidades humanas do indivíduo em vista do desempenho, da comunicação, da criação, da projeção, da velocidade etc.

Por ora, ainda que se deva ponderar a crítica direcionada à "nova psiquiatria", reconhecendo o relativo e indispensável desmantelamento da realidade asilar, é necessário perceber que o deslocamento da intervenção médica voltada também à normalidade provém inesperadamente (ou não) de sua "conquista". Tal deslocamento ocorre, entre outras razões, na medida em que, não enfraquecendo o poder psiquiátrico, a desconstrução dos muros asilares produz o efeito de uma dissolução ainda maior da oposição normal-patológico, favorecendo a difusão da ação psiquiátrica no espaço aberto da sociedade. É evidente que não defendemos, de maneira indébita, o retorno à máquina de mortificação que é a realidade asilar; em vez disso, observamos, e não isoladamente, o deslocamento do problema quando se pretende produzir a saúde a todo custo.

De forma objetiva, sentencia Castel (1987, p.40): "dar fim à segregação é também abrir o caminho a um intervencionismo generalizado". Sabe-se também que, em 1990, assegurando a passagem para uma outra configuração histórico-social, Deleuze (1992, p.219-26) indicava a nova função de controle ocasionada pela substituição de instituições disciplinares, como hospitais psiquiátricos e fábricas, por hospitais-dia e empresas, que, ao lado da família e da escola, cumprem sinergicamente o papel da terrível formação permanente no espaço aberto da sociedade. Guattari (1987, p.132), por sua vez, certo da difusão sorrateira e miniaturizada da psiquiatria após a contestação antipsiquiátrica, também já dizia algo no mesmo sentido: "[...] o que me espanta é que todas as grandes formações repressivas, a escola, o exército, que eram antes cons-

Saúde mental, depressão e capitalismo

tituídas por conjuntos institucionais formando um só bloco, tendem agora a ser pulverizadas, e espalhadas por toda parte". E ainda o próprio Foucault (1994, v.2, p.232-3), que esteve à frente na indispensável crítica à atitude ocidental de sujeição dos loucos, alertava para esse risco: "[...] o movimento da antipsiquiatria, que se opõe à noção de asilo, não deve conduzir à exportação da psiquiatria para fora, multiplicando as intervenções na vida cotidiana". Incerto a respeito do futuro após a negação e a superação do hospital psiquiátrico tradicional, Basaglia (1985, p.10, grifo do autor) também advertia, propondo uma ação sobre as contradições sociais mais amplas: *"não sabemos qual poderá ser o próximo passo".*

Como se percebe hoje, mais de meio século depois, o efeito de abertura decorrente da crítica à realidade asilar não implicou a desconstrução do dispositivo psiquiátrico de intervenção baseado na multiplicação e invenção de novas patologias segundo determinações da ordem social; afinal, a política de promoção da saúde mental apresenta, de maneira consequente e paradoxal, uma significativa explosão do patológico.[32] Mais do que isso, o poder psiquiátrico se deslocou para além de seu princípio constitutivo fundamentado na ocupação exclusiva da doença, uma vez que sua atuação se passa também *entre* o normal e o patológico e, por fim — embora não de maneira exclusiva —, se dirige

---

32 Para tanto, basta observar a "descoberta" — para não dizer *produção* — de diversas categorias diagnósticas nos sucessivos manuais da APA, como já mencionamos em nota. No mesmo sentido, é expressivo também que o *Relatório sobre a saúde no mundo 2001 — Saúde mental: Nova concepção, nova esperança*, da OMS (2001), ao mesmo tempo que divulga mundialmente a política preventiva e promocional da saúde mental, anuncia a futura dimensão epidêmica da depressão.

119

à própria normalidade a pretexto de prevenção e de produção da saúde mental. Nesse sentido, uma genealogia conceitual ampla, que envolve a invenção da *doença mental*, a passagem pela *anormalidade* e a constituição da *saúde mental*, é por si mesma elucidativa, pois evidencia o quanto a noção de saúde mental, cuja conotação imediatamente positiva lhe inspira um valor elevado, pode não ser tão nobre.

2.3. Saúde mental: uma estratégia biopolítica

Vimos que a noção de saúde mental é o efeito de um discurso político elaborado pelas diferentes psiquiatrias alternativas, sobretudo por volta dos anos 1960. Todavia, uma aparição efetiva e técnica do conceito de "saúde mental" no âmbito mundial ocorre já em 1946, ano em que a Conferência Internacional de Saúde aprovou, em Nova York, a criação da Organização Mundial da Saúde, que desde seu início, em 1948, possui uma seção administrativa dedicada especialmente à saúde mental. Também em 1948, em Londres, teve lugar o primeiro Congresso Internacional de Saúde Mental, no qual a Comissão Internacional de Higiene Mental se transformou em Federação Mundial de Saúde Mental; no ano seguinte, o Instituto Nacional de Saúde Mental (NIMH, na sigla em inglês) iniciava suas atividades de pesquisa nos EUA (cf. Bertolote, 2000).

Com efeito, como mostram Bertolote (cf. *ibidem*) e Ribeiro (1999b), a saúde mental – compreendida não apenas como conceito e campo de atividade, mas igualmente como movimento político – seria proveniente também do movimento

Saúde mental, depressão e capitalismo

norte-americano de higiene mental, desencadeado com a publicação em 1908 de *A Mind That Found Itself,* uma autobiografia do ex-interno Clifford Beers. O relato de sua experiência vivida em três hospitais psiquiátricos originou a criação, um ano depois, da Comissão Nacional de Higiene Mental, internacionalizada oficialmente em 1922 com a Comissão Internacional de Higiene Mental. Próximo ao que viria a ser a saúde mental meio século depois, o movimento da higiene mental, encorajado por importantes psiquiatras, como Adolf Meyer, William Russell e Thomas Salmon, já preconizava a humanização da atenção aos insanos, a eliminação de abusos, brutalidades e negligências sofridos pelos doentes mentais, a conscientização da opinião pública relativa à necessidade de reforma, a transformação dos asilos em hospitais, a ampliação dos serviços terapêuticos, a garantia aos doentes mentais dos mesmos cuidados dedicados aos doentes físicos, a atenção voltada mais à comunidade do que ao indivíduo da psiquiatria clínica e, enfim, uma maior ocupação com o trabalho preventivo do que com a cura. Tanto é assim que até os anos 1960 os termos "higiene mental" e "saúde mental" aparecem como intercambiáveis em diferentes relatórios da OMS ou então definidos de forma sinonímica (Bertolote, 2000, p.49-51). O importante dicionário de psiquiatria de Robert Campbell (2009), por exemplo, atribui duas acepções ao conceito de saúde mental. A primeira delas se refere ao estado de bem-estar psicológico ou ajustamento adequado, seguido de características como independência, autoconfiança, auto-orientação, persistência, capacidade de trabalhar sob autoridade, regras e dificuldades, de assumir responsabilidade, de se relacionar com os outros, de tolerar frustrações, de contribuir, de se divertir etc. A outra estabelece uma relação de sinonímia entre saúde mental e higiene mental, que é definida, por sua vez, como "ciência e prática de manter saúde e eficiência mental – para um propósito duplo: primeiro, *desenvolver formas ideais de conduta pessoal e social*, a fim de produzir a utilização mais favorável de dotes e capacidades inatos; e, segundo, *prevenir* transtornos mentais" (*ibidem*, p.669, 365, grifos nossos). Também demonstrando relação entre os termos, o *Report on the Second Session*, publicado pelo Comitê de Especialistas em Saúde Mental da OMS em 1951, define a "higiene mental" como um conjunto de atividades e técnicas que promovem e mantêm a saúde mental (OMS, 1951, p.4).

É consensual a afirmação de que o conceito de saúde mental é abrangente, polissêmico, transversal, complexo e aberto a definições. Tanto é que, para Alain Ehrenberg (2004b), o conceito contemporâneo de saúde mental abrange, devido a sua indeterminação e transversalidade, desde a psicose até a manutenção e a promoção da qualidade de vida e do bem-estar, constituindo, assim, uma espécie de *fourre-tout*. Lembremos também que, segundo Birman e Costa (1994), o conceito de saúde mental, tal como inventado pelo preventivismo norte-americano para substituir a primazia atribuída até então à doença mental, só poderia ser depreendido da prática, em função da ausência de uma formulação teórica clara e precisa. De fato, em vez de conceito, a saúde mental é mencionada mais frequentemente como um campo de atividade interdisciplinar e multiprofissional, dado seu estatuto paramédico e prático, que, além de psiquiatras, envolve, entre outros, enfermeiros, psicólogos, assistentes sociais, educadores e terapeutas ocupacionais, designados cole-

Saúde mental, depressão e capitalismo

tivamente como "trabalhadores da saúde mental".[33] Contudo, mesmo reconhecendo a enorme variedade de designações que o conceito de saúde mental admite, o Comitê de Especialistas em Saúde Mental da OMS assim o define desde o início:

> Concepções que definem [saúde mental] negativamente como um estado em que o indivíduo está livre de transtorno psiquiátrico manifesto são, obviamente, insatisfatórias [...]. Saúde mental, como o comitê compreende, é influenciada por fatores biológicos e sociais. Ela não é uma condição estática, mas sujeita a variações e flutuações de grau; a concepção do comitê implica a capacidade de um indivíduo para formar relações harmoniosas com outros, e participar ou contribuir construtivamente para mudanças em seu ambiente social e físico. Isso implica também a capacidade do indivíduo para alcançar uma satisfação harmoniosa e balanceada de seus próprios impulsos instintivos potencialmente conflitantes [...]. Essa definição pressupõe, no mais, um indivíduo cuja personalidade se desenvolveu de modo a permitir que seus impulsos instintivos potencialmente conflitantes possam encontrar expressão harmoniosa na *plena realização de suas potencialidades.* (OMS, 1951, p.4, grifo nosso)

---

33 De acordo com Venâncio (2001, p.88), em vez de multidisciplinar, a saúde mental deve ser definida como um campo interdisciplinar, pois não se trata simplesmente de um conjunto de diferentes áreas do conhecimento e da atuação, mas sim de domínios diversos que se relacionam com o propósito de compreender melhor seu objeto, favorecendo, assim, a intervenção terapêutica. Vale observar que a expressão "campo de saúde mental" já consta na Constituição da OMS (1946, p.3).

Elton Corbanezi

De saída, é preciso observar que essa dimensão positiva da saúde mental está intimamente atrelada à célebre definição de saúde apresentada no preâmbulo da Constituição da OMS (1946, p.I, grifo nosso): "a saúde é um estado de *completo* bem-estar físico, mental e social, e não apenas a ausência de doença ou enfermidade". Por um lado, essa concepção de saúde pode ser interpretada como um avanço no sentido da superação de dicotomias como físico-psíquico e natural-social, do mesmo modo que pode ser vista como a consolidação de uma compreensão do indivíduo como unidade biopsicossocial, que é constitutiva da saúde mental. Por outro lado, tal concepção pode ser problematizada na medida em que estabelece equivocadamente uma relação de sinonímia entre saúde e felicidade. É o que afirma Saracci (1997), sustentando, assim, a ausência de caráter operacional da concepção de saúde da OMS ainda vigente.[34] Segundo o epidemiologista italiano, "um estado de completo bem-estar físico, mental e social corresponde muito mais estritamente à felicidade do que à saúde" (*ibidem*, p.1409). O argumento central, portanto, se fundamenta na constatação de que bem-estar e felicidade não correspondem obrigatoriamente a saúde, visto que, embora a ocorrência de uma doença grave possa tornar o indivíduo menos feliz, sua

---

34 Sá Junior (2004) também assegura o caráter inoperante da noção de saúde da OMS, que não consiste em uma definição científica de saúde, visto que não a delimita precisamente e considera, por meio da noção de bem-estar, apenas o humano. Além disso, o psiquiatra atribui à definição uma dimensão utópica, dada a impossibilidade de realização de todas as necessidades humanas, nos âmbitos físico, mental e social.

Saúde mental, depressão e capitalismo

inexistência não implica necessariamente felicidade. Do ponto de vista do direito positivo, a distinção entre saúde e felicidade seria premente, afirma Saracci:

> Enquanto é possível argumentar que saúde é um direito humano positivo e universal, parece impossível construir um argumento de que felicidade (não através de pré-condições materiais e sociais) é um direito positivo simplesmente porque felicidade não pode ser entregue ou imposta sobre uma pessoa por nenhuma ação social. Felicidade é estritamente subjetiva: tanto enquanto conquista quanto como apreciação. (*ibidem*)[35]

Realizada a constatação, o autor apresenta quatro consequências que teriam lugar caso os termos "saúde" e "felicidade" não sejam dissociados: a primeira se refere ao fato de que qualquer distúrbio à felicidade pode ser compreendido como problema de saúde; consequentemente, pode haver uma demanda ilimita-

---

35 A respeito da concepção segundo a qual a felicidade é fundamentalmente subjetiva, ver Ferraz *et al.* (2007), que oferecem uma ampla revisão de pesquisas que indicam essa conclusão. É importante destacar que semelhante constatação justifica estrategicamente a intervenção ainda incipiente, como afirmam os autores, da psiquiatria na produção da felicidade e na promoção da saúde mental. Problematizando o argumento de que a psiquiatria dedica pouco de suas pesquisas à produção da felicidade – como "martelam" algumas publicações científicas recentes –, Ehrenberg (2004a, p.142) mostra como tal procedimento seria uma maneira de potencializar ainda mais a aspiração à realização pessoal em uma cultura que transformou a autonomia, o desempenho e o bem-estar em normatividades sociais. Ver também Ehrenberg (1998).

da e injustificável por serviços de saúde em busca da felicidade; introduz-se, assim, uma prescrição latente de felicidade na sociedade; por fim, a tentativa de garantir a irrealizável felicidade para todos subtrairia e colocaria em risco as chances efetivas de assegurar justiça e igualdade em saúde, preconizadas insistentemente pela OMS (1946; 1978; 1986). Ora, é necessário chamar a atenção para o fato de que a saúde mental, em sua dimensão positiva, nada mais é senão a incorporação do elemento mental no conceito de saúde, como a própria OMS (2001, p.20, 79; 2007) a define. Não sem ironia, Ehrenberg (2004b, p.144) então pergunta: "o famoso estado completo de bem-estar preconizado um pouco em todo lugar não se assemelha estranhamente ao ideal de toxicômano?".

Embora a emergência técnica do conceito de saúde mental se reporte à constituição da OMS e também ao preventivismo norte-americano, sua difusão e sua relativa implantação não foram imediatas. Ehrenberg (*ibidem*, p.136; 2004c) afirma que é no decorrer dos anos 1980 e 1990 que o conceito de saúde mental, compreendido como reforma da psiquiatria, ocorre com maior frequência. Contudo, para mostrar sua consolidação na França, o sociólogo se refere ao Relatório de Éric Piel e Jean-Luc Roelandt, publicado em 2001 com o título *De la psychiatrie vers la santé mentale*, o qual teria inspirado, no mesmo ano, o *Plan santé mentale: L'usager au centre d'un dispositif à rénover*, do ministro da Saúde Bernard Kouchner. Na esteira do sociólogo francês, é possível interpretar a publicação do *Relatório sobre a saúde no mundo 2001 — Saúde mental: Nova concepção, nova esperança*, da OMS (2001) como um acontecimento expressivo no que diz respeito à projeção mundial da noção de saúde mental,

Saúde mental, depressão e capitalismo

considerando que a organização cobre 98,7% da população do planeta (OMS, 2001, p.112).[36]

Sabe-se que o *Relatório sobre a saúde no mundo* é a principal publicação da OMS, que elege anualmente um tema. Voltado à saúde mental, o relatório de 2001 é intitulado significativamente *Saúde mental: Nova concepção, nova esperança*. Com efeito, o documento constata que, no plano mundial, ainda nos anos 2000 não se concretizou a desinstitucionalização da doença mental, isto é, a substituição do modelo hospitalocêntrico – exportado da Europa para a África, as Américas e a Ásia – por políticas de saúde mental na comunidade (cf. *ibidem*, p.20-3).[37] Tal "transferência positiva" é o "tema-chave" do relatório (*ibidem*, p.20-1). Percebe-se, assim, muito mais a aspiração do que a consolidação global da mudança de paradigma iniciada na segunda metade do século XX e desencadeada, conforme afirma o próprio documento, por três fatores: o desenvolvimento da psicofarmacologia, a institucionalização dos direitos humanos

---

36 Como observa Delgado (2011, p.118), por exemplo, a publicação do *Relatório* da OMS influenciou significativamente a aprovação, em 2001, da lei brasileira 10.216, que já tramitava havia 12 anos no Congresso Nacional. É relevante registrar também que a ferramenta Ngram Viewer, criada pela Google para pesquisas histórico-linguísticas, oferece gráficos que mostram o ápice da ocorrência dos termos *"mental health"* e "santé mentale" após os anos 2000. Ver https://books.google.com/ngrams.

37 O relatório sublinha que a desospitalização, embora seja importante para a reforma psiquiátrica, não significa desinstitucionalização, que é definida como um "processo complexo que leva à implementação de uma sólida rede de alternativas comunitárias" (*ibidem*, p.80). Nesse sentido, o documento destaca a importância da experiência italiana em torno da lei 180 (*ibidem*, p.81, 122).

com a ONU e a incorporação do elemento mental no conceito de saúde da OMS (*ibidem*, p.20, 79).

Documentado e apoiado em vasta bibliografia científica, o relatório apresenta diversos objetivos. Em um primeiro momento, trata-se de alertar para o verdadeiro ônus causado pelos transtornos mentais, que representam um custo lato em termos econômicos, sociais e humanos (gastos com serviço de saúde e fornecimento de psicotrópicos, improdutividade direta e indireta — em função da implicação familiar — e incapacidade e sofrimento humanos). Ressaltando a dimensão universal dos transtornos mentais, o documento insiste na ideia de que todos, indistintamente, se encontram suscetíveis, não obstante a maior vulnerabilidade constatada em situações que envolvem doença física, velhice, pobreza, conflito e/ou catástrofe. Assim, somado à ênfase na substituição do modelo hospitalocêntrico carcerário, outro objetivo central é eliminar o estigma associado à doença mental, que, além de comum, adverte o documento, "não é sinal de malogro pessoal". Portanto, como a principal instituição mundial de saúde pública, a OMS (*ibidem*, p.13-4) apresenta o compromisso de "assegurar que a nossa geração seja a última a permitir que a vergonha e o estigma tomem a frente da ciência e da razão". Desse modo, o relatório subscreve a ideia de que a saúde mental — *nova concepção, nova esperança* — pretende subtrair a alteridade irredutível à qual o alienado mental se manteve preso durante séculos (o próprio termo alienado, do latim *alienus*, remete a esse estrangeirismo do louco). Procedendo dessa forma, o documento fortalece a operação de deslocamento iniciada há meio século pelo que se convencionou denominar saúde mental: não se trata mais de olhar especificamente para a condição de doente mental, mas para sua

Saúde mental, depressão e capitalismo

capacidade de ser saudável, de trabalhar e de se comunicar em determinado código (cf. Birman; Costa, 1994, p.52-3; Porto-carrero, 1990, p.90; Venâncio, 1993, p.31). Ou seja, a "desestigmatização" ocorre também pela possibilidade – mesmo que irrealizável em muitos casos – de atualização da saúde como algo que todos carregam em potência, virtualmente.[38] Não à toa, a doença é concebida e mencionada frequentemente no relatório como "problema de saúde mental". Intercalada com "transtorno mental", a expressão "problema de saúde mental" pode ser interpretada como uma significativa estratégia terminológica para fazer desaparecer gradativamente o conceito de "doença mental", o qual, como sabemos, coroou o nascimento da psiquiatria;[39] não seria despropositado sublinhar, porém, o fato de que os dois momentos – o nascimento da psiquiatria

---

38 Ehrenberg (2004b, p.140) sugere que a "desestigmatização" também acontece mediante o elogio aos diversos valores e estilos de vida em uma sociedade que transformou a diferença em normatividade social.

39 Embora não seja inteiramente omitido, o conceito de "doença mental" é substituído de forma significativa no relatório por "transtorno mental" e "problema de saúde mental", expressão esta que recusa a presença de saúde e configura, assim, uma experiência anormal ou patológica. Tal afirmação pode ser corroborada pela desproporção entre o uso do conceito de "doença mental", que figura em apenas 10 passagens ao longo das 170 páginas do *Relatório*, e o emprego dos termos "transtorno mental" e "problema de saúde mental", dos quais se registram centenas de ocorrências. Em conformidade com essa constatação, é preciso registrar que a *Classificação Internacional de Doenças*, da OMS (1993), emprega o termo "transtorno" (*disorder*) exclusivamente para as patologias mentais, visto que para outras espécies patológicas o manual utiliza o termo "doença" ou "enfermidade", efetivamente.

(doença mental) e sua atualização pretensamente descentralizadora (saúde mental) — são movidos pela perspectiva humanista orientada pela salvação ou reencontro da razão do homem em sua plenitude.

Ao encontro das questões reivindicadas pelas diferentes psiquiatrias alternativas, a ideia de saúde mental veiculada pelo relatório também advoga em favor da necessária subtração do domínio psiquiátrico específico, atribuindo igualmente à equipe multiprofissional e paramédica a função de atendimento aos usuários, mesmo que a medida interponha obstáculo ao poder psiquiátrico. O documento não deixa dúvidas de que a meta consiste na ação comunitária tanto quanto na prioridade conferida à atenção primária, em conformidade com os princípios expostos na Declaração de Alma-Ata (OMS, 1978), já que a saúde mental, sem a qual não pode haver saúde, é um problema de saúde pública (*idem*, 2001, p.90, 122, 147). Porém, constata o relatório, ao contrário do que acontece com a saúde física, a saúde mental é mundialmente negligenciada, não obstante suas interdependências. Daí o apelo para que se as considere de modo equivalente, de forma a superar a dicotomia físico--mental. Em que pese a importância desse apelo, não seria abusivo destacar que a equivalência da perturbação mental em relação à doença física consistiria, enfim, no reconhecimento de que a psiquiatria se constitui como uma ciência médica *stricto sensu*, eliminando de vez o adjetivo "especial" que a tem diferenciado secularmente de outras medicinas. Mesmo que saliente a urgência de tratamento aos desassistidos, o relatório da OMS ainda sublinha, como é de se esperar, a necessidade de prevenção e de promoção da saúde mental, as quais definem a noção pri-

Saúde mental, depressão e capitalismo

mária de saúde mental, como vimos acima.[40] Por fim, sendo um documento elaborado também para orientar a ação, o relatório apresenta estratégias políticas e econômicas para que se alcancem suas principais recomendações, com uma advertência conclusiva de que se deve distribuir igualitariamente saúde e bem-estar em termos de classe social e de domínio médico: "para os ricos tanto como para os pobres, o bem-estar mental é tão importante como a saúde física. Para todos os que sofrem transtornos mentais, há esperança; pertence aos governos a responsabilidade de transformar essa esperança em realidade" (OMS, 2001, p.152).

Como observamos, a promoção da saúde mental não é uma ação isolada. Em conformidade com a definição de saúde da OMS, trata-se de um movimento que ultrapassa o domínio psiquiátrico e suas áreas afins, abrangendo todo o conjunto da medicina, que inclui, em nossos dias, a promoção do bem-estar em seu domínio de ação, como nota Ehrenberg (2004b, p.142). No caso específico da saúde mental, contudo, uma interessante estratégia para promovê-la pode ser a multiplicação da função-psiquiatria no corpo social. Ou seja, não dissolvendo o dispo-

---

40 Na definição de saúde mental publicada no *site* da OMS (2007), também se lê: "A ênfase deve ser colocada na promoção de saúde mental ao longo de toda a vida e na prevenção de perturbações [*troubles*] mentais na idade adulta e durante a velhice". Evidentemente, a política de promoção de saúde mental se insere no contexto maior de promoção global da saúde, como consta na Primeira Conferência Internacional sobre Promoção da Saúde, designada Carta de Ottawa (OMS, 1986). De acordo com esse documento, o termo "global" indica uma variedade de sentidos, que envolve desde a extensão territorial do globo e a não restrição ao setor da saúde até a realização do completo bem-estar físico, mental e social.

sitivo psiquiátrico, a necessária crítica que pretendia subtrair o domínio exclusivo dessa ciência médica sobre seu objeto parece ter resultado na produção de "subpsiquiatrias". Nesse sentido, Birman e Costa (1994, p.51) escrevem: "Se não é mais a doença o objeto das preocupações, mas a promoção da Saúde Mental, esta ação pode ser encaminhada por qualquer pessoa medianamente adaptada às normas". Lembremos, afinal, que a saúde mental também se define — e não apenas da perspectiva do preventivismo norte-americano — como adaptação social.

Com efeito, diferentes instituições e agentes são convocados cotidianamente para promover a saúde mental e prevenir os problemas que lhe são relativos. Além da equipe multiprofissional e interdisciplinar que constitui o campo da saúde mental, atuam com esse propósito a mídia, a comunidade, a escola, a família, a empresa e, no limite, o próprio indivíduo, que, responsável por sua condição, deve se tornar uma espécie de psiquiatra de si mesmo. Este não é o caso certamente do paciente que tem sua razão comprometida, mas o é, por exemplo, na situação de um "depressivo ideal", orientado a reconhecer por conta própria uma recidiva e a autogerir seus sintomas, como afirma Ehrenberg (2004b, p.146). Por isso, embora o projeto da saúde mental seja reduzir o poder psiquiátrico ao mínimo, somos levados a crer que a multiplicação da função-psiquiatria, decorrente da impossibilidade de abandono dessa medicina enquanto referente da problemática psicopatológica, a mantém como a ciência régia da saúde mental, o que se confirma pela sua função preceptoral exercida em um campo constituído de diferentes linhas de força.[41]

---

41 Deve estar claro que não pretendemos, com essa afirmação, estabelecer uma relação de sinonímia entre saúde mental e psiquiatria,

Saúde mental, depressão e capitalismo

É evidente que a saúde mental, em sua dimensão negativa, constitui um problema significativo de saúde pública. Entre as razões para isso, destaca-se inicialmente a altíssima incidência das perturbações mentais. Em escala planetária, a OMS (2001, p.14) estima que uma a cada quatro pessoas será afetada por algum transtorno psiquiátrico em determinada fase da vida, informando ser rara "a família poupada de um encontro com transtornos mentais"; Ehrenberg (2004b, p.141) chama a atenção para o fato de que a mesma estimativa é oferecida à União Europeia e à França, em particular. Outro motivo consiste no caráter incapacitante de transtornos mentais, que apresentam também um custo elevado em termos sociais e econômicos, sobretudo quando se tornam crônicos. Ademais, é necessário considerar que pacientes psiquiátricos são mais vulneráveis a doenças somáticas, o que multiplica os gastos com serviços de saúde, incluindo o fornecimento de medicamentos não psicotrópicos (cf. OMS, 2001, p.18, 32;

---

mas sim destacar o papel preceptoral e dominante que essa ciência médica exerce no campo da saúde mental. Mostrando o caráter pragmático da luta antimanicomial brasileira, destinada a desativar mais os asilos do que o próprio dispositivo psiquiátrico, Prado Filho e Lemos (2012, p.60) afirmam, por exemplo, a tendência à atual psiquiatrização dos serviços substitutivos. Independentemente da comprovação dessa assertiva, não se pode negligenciar que a circunscrição e a codificação das patologias mentais estão diretamente atreladas ao léxico psiquiátrico, que produz nomeações diagnósticas capazes de cumprir o papel de identificação social. A esse respeito, ver, por exemplo, a interessante mostra da etnografia de João Biehl (2008). Sublinhe-se que a identificação social proveniente da ação diagnóstica desencadeia, em um domínio diverso do mapeamento genético, o que Rabinow (1999) denomina "biossociabilidade".

Elton Corbanezi

Ehrenberg, 2004b, p.140). Diante de tais evidências, não se deve hesitar sobre ações que objetivam a redução da carga patológica, como afirmam corretamente Almeida Filho *et al.* (1999, p.123). Porém, como advertem os mesmos autores, tal ação não ocorre sem o risco de psiquiatrização da vida social, dado que — acrescentemos — a intervenção atualmente parece autorizada e motivada a capturar, de maneira quase indistinta, três momentos diversos: o tratamento, a prevenção e a promoção da saúde mental.

Tal afirmação pode ser corroborada de uma perspectiva sociológica capaz de perceber a saúde mental como um problema contemporâneo atrelado às transformações das normatividades sociais que modulam o indivíduo. Desse modo, não surpreende a atenção voltada à promoção da saúde mental no contexto de uma "nova cultura psicológica", captada por Robert Castel (1987) já nos anos 1980.[42] Segundo o sociólogo, a preocupação com o psicológico decorreria da necessidade de potencializar as capacidades humanas do indivíduo, as quais são solicitadas pela governamentalidade neoliberal. Daí a ideia de que a inflação do psicológico na cultura ocidental não se-

---

42 No prefácio escrito em 2011 à reedição de *La gestion des risques*, Castel (2011, p.7) afirma que sua hipótese lançada nos anos 1980 sobre a gestão de populações de risco e a ativação das capacidades psicológicas dos indivíduos enquanto princípio de um novo modo de governamentalidade neoliberal foi efetivamente verificada no decorrer dos trinta anos que separam as duas publicações. Com efeito, em diversos momentos do livro publicado em 1981, o leitor encontra a advertência de que tal ensaio só poderia capturar tendências de sua atualidade, contrariamente ao que se passa em análises voltadas a momentos já historicamente estabelecidos.

Saúde mental, depressão e capitalismo

ria resultado de nenhum subjetivismo ou narcisismo contemporâneos, mas de uma configuração sócio-histórica na qual importaria cultivar e promover igualmente o aspecto relacional, condição *sine qua non* para a realização pessoal em todas as dimensões. Assim afirma o autor: "O 'potencial humano' – a um só tempo pessoal e relacional – é de fato um capital objetivável que se cultiva a fim de se tornar mais 'performático' na sociabilidade, no trabalho ou no gozo" (*ibidem*, p.172, tradução modificada). A busca de mais-valia de gozo, de aperfeiçoamento psicológico, de capacidade relacional e de eficiência implica uma espécie de investimento infinito no acabamento do humano, um trabalho indireto sobre a produtividade cuja consequência é, porém, sua potencialização. É nesse sentido que o sociólogo francês pode afirmar que interessa menos curar uma doença ou remediar uma deficiência do que intensificar o funcionamento normal, a um só tempo pessoal e relacional.[43] A profícua expressão "terapia para os normais" sintetiza o trabalho sobre a normalidade capaz de programar a eficiência e o desempenho em um contexto pós-disciplinar, em que o constrangimento cede lugar à responsabilização pelo próprio sucesso ou fracasso.[44] Relacionando essa "nova cultura psicológica"

---

43 Castel (1987, p.151) ressalva, entretanto, que o trabalho sobre a normalidade não constitui uma exclusividade contemporânea: o higienismo de Adolf Meyer já o realizava nos anos 1930.

44 Nesse sentido, convidamos o leitor a refletir sobre o seguinte enunciado circulado em *Cisne negro* (2010), filme em que a problemática do desempenho em relação ao psiquismo é explorada radicalmente até suas últimas consequências: "A única pessoa que está no seu caminho é você mesma". Em tal enunciado, incorporado pela protagonista, manifesta-se com clareza a substituição de um regime

Elton Corbanezi

à governamentalidade neoliberal, Castel escreve no prefácio de 2011 (p.12-3):

> Nós estamos cada vez mais, dizem-nos, em uma "sociedade de indivíduos", e isso é amplamente verdade: o indivíduo é cada vez mais descoletivizado [dé-collectivisé], retirado de suas filiações coletivas que lhe constituíam ao mesmo tempo restrições e proteções. Mas o que se nomeia neoliberalismo ratifica essa constatação e faz dela o princípio de base de sua política. Se o indivíduo se torna assim o verdadeiro centro da vida social, ele deve conduzir-se por si mesmo como um ser responsável, um empreendedor encarregado de seu próprio destino em um mundo social cada vez mais concorrencial e competitivo. No limite, o indivíduo deve tornar-se empreendedor de si mesmo. Resulta disso que a governança da sociedade deveria consistir no fortalecimento do indivíduo, no aumento de suas capacidades para que ele esteja apto a afrontar a dura lei do novo regime do capitalismo dominado pela concorrência e a fazê-lo a partir da maximização de seu próprio potencial, ou capital humano. [...] A governança política se atribui como objeto trabalhar sobre o indivíduo, o que quer dizer também fazê-lo trabalhar sobre si mesmo, para torná-lo responsável de sua trajetória social e no fim das contas torná-lo empreendedor de sua vida e de si mesmo. [...] [A] aparente autonomização do psicológico se inscreve no plano da governamentalidade neoliberal. Esta coloca a injunção de ser um indivíduo, pois é o indivíduo

---

disciplinar coercitivo ("tu deves") por uma suposta liberdade que impõe a mobilização voluntária ("tu podes"). O sofrimento psíquico resultante da experimentação desse enunciado constitui uma face da tese de Ehrenberg (1998; 2004b).

Saúde mental, depressão e capitalismo

que deve ser o operador social central a jogar o jogo da concorrência em uma economia eficiente [*performant*]. Essa já era a concepção de indivíduo elaborada pela cultura psicológica que fazia da intensificação do potencial pessoal e relacional do indivíduo o objeto de todas suas atenções.

Voltado à noção específica de saúde mental, Ehrenberg (2004b; 2004c; 2004d) também sustenta que a preocupação pública que lhe é dedicada solicita uma interpretação das transformações estruturais da sociedade contemporânea. Sabemos que a saúde mental é apreendida pelo sociólogo a partir do seguinte paradoxo: referência central em nossos dias, tal noção é, contudo, indeterminada, visto que abarca tanto a cronicidade quanto a qualidade de vida e o bem-estar. Não obstante essa abrangência, Ehrenberg aborda a dimensão negativa da saúde mental por meio do termo "sofrimento psíquico", ratificando outro paradoxo que mencionamos anteriormente: o discurso que incita a produção da saúde mental após a relativa desconstrução dos muros asilares coexiste com a prática de produção do patológico. Subsumido à saúde mental – espécie de *fourre-tout* –, o sofrimento psíquico é apresentado pelo sociólogo como outra noção-chave também abrangente, na medida em que designa, de forma não hierárquica, desde a psicose até a ansiedade. Por essa razão, o autor pergunta diante do dado inquestionável de que a saúde mental constitui um problema grave de saúde pública: "qual parte do imenso continente da saúde mental faz parte da saúde pública?" (Ehrenberg, 2004b, p.151).

Sustentando também a formação de uma nova configuração sócio-histórica caracterizada pelo declínio disciplinar, Ehrenberg (2004c) afirma que a saúde mental e o sofrimento psíquico se tornaram referências centrais para o indivíduo contemporâneo, como o eram o paraíso e o inferno no período medieval. Entretanto, contra a crença de que o enfraquecimento das normas e das referências sociais seria responsável pela produção de um indivíduo naturalmente propenso ao sofrimento psíquico, o autor argumenta que a elevação desse estado está relacionada à emergência de uma nova normatividade social: a autonomia. Sendo assim, a capacidade de agir, de decidir e de se realizar seria a salvação, ao passo que a incapacidade para tanto, a desgraça, em uma cultura que valoriza o sucesso social e torna o fracasso uma responsabilidade pessoal. A hipótese — operada também em *La fatigue d'être soi* para evidenciar o *boom* da depressão nas últimas décadas (*idem*, 1998) — consiste na ideia de que a autonomia conquistada desde os anos 1960 se transformou em imperativo social no contexto neoliberal de promoção das potências do indivíduo:

> Minha hipótese pode ser formulada assim: o par sofrimento psíquico-saúde mental se impôs em nosso vocabulário na medida em que os valores de propriedade de si e de escolha da própria vida, de realização [*accomplissement*] pessoal (quase direito do homem) e iniciativa individual se ancoraram na opinião pública. É o ideal de autonomia tal como é referenciado na vida cotidiana de cada um. Considero esse par como a expressão pública de tensões de um tipo de indivíduo ao qual se solicita ainda disciplina e obediência, mas, sobretudo, autonomia e capacidade de decidir e de agir por conta própria. [...] O sofrimento psíquico e a saúde mental constituem uma linguagem que permite exprimir um estilo de tensão próprio à autonomia: a dinâmica de emancipação generalizada, que se iniciou no decurso dos anos 1960, terminou

Saúde mental, depressão e capitalismo

por produzir a impressão de que cada indivíduo é inteiramente responsável por sua própria vida, e mesmo de que cada um pode ser a fonte da norma. Resulta disso uma insegurança pessoal de massa. (*idem*, 2004b, p.134-5, 152)

Segundo tal leitura, percebe-se que o sofrimento psíquico se apresenta como um efeito da conquista de autonomia, que faz funcionar então o imperativo da realização.[45] Do mesmo modo que Castel (2011, p.12), Ehrenberg (*op. cit.*, p.154) define o indivíduo contemporâneo como "um tipo de ser social do qual se espera que decida e aja por ele mesmo, como se fosse o empreendedor de sua própria vida". Tudo se passa como se a dimensão positiva da saúde mental desencadeasse, paradoxalmente, sua outra face, a negativa. Tal circularidade pode ser depreendida da própria definição do conceito de saúde

---

45 Em *Le sujet cérébral*, Ehrenberg (2004d) explora a mesma questão a partir da problematização da perspectiva materialista, que reduz pretensamente as emoções e os comportamentos à dimensão cerebral. Para tanto, o autor contrapõe ao que designa "programa fraco das neurociências" (progresso no tratamento de doenças neurológicas, tais como Parkinson e Alzheimer, e descoberta de elementos neuropatológicos em doenças mentais, como a esquizofrenia) o seu "programa forte", que pode constituir uma ação sobre a "maquinaria cerebral para aumentar nossas capacidades de decisão e de ação". Isso ocorre, segundo o autor, "porque as neurociências não são exteriores à ideia de 'saúde mental', elas são a ponte científica e tecnológica de tal ideia" (*ibidem*, p.132, 147). Da mesma forma, as "práticas neuroquímicas de fabricação de si [*usinage de soi*]" – consumo de medicamentos psicotrópicos, de drogas e de substâncias dopantes – também estariam a serviço da produção de um indivíduo autônomo, capaz de agir, de decidir e de se realizar com velocidade e eficácia atléticas.

mental, que indica a importância de uma forma de realização plena, porquanto envolve a existência em todas as dimensões: pessoal, relacional e profissional. "Saúde mental não é simplesmente ausência de transtornos mentais. Ela se define como um estado de bem-estar no qual cada pessoa realiza seu potencial, suporta as dificuldades normais da vida, trabalha com sucesso e de maneira produtiva e pode oferecer sua contribuição à comunidade" (OMS, 2007).

Antes de avançar para o momento conclusivo do capítulo, façamos uma breve – porém não menos importante – nota. Não há dúvida de que a saúde mental põe em causa a vontade de saúde. A despeito desse procedimento afirmativo, é preciso observar que a definição de saúde mental se refere exclusivamente à necessidade constante de superação das normalidades ausentes de enfermidade. Desse modo, parece evidente que tal concepção não incorpore a doença como um devir-saúde, como o faz, por exemplo, a "grande saúde" de Nietzsche no plano filosófico-experimental tanto quanto o vitalismo fisiológico de Canguilhem (2002, p.156), para o qual a doença deve ser compreendida também como "o aparecimento de uma nova ordem vital".[46] A concepção de saúde mental – derivada da concepção global de saúde e mundialmente divulgada pela OMS – percebe a doença

---

46 Poder-se-ia objetar a essa afirmação argumentando que é necessário distinguir tal saúde (designemo-la como inventiva) de uma definição de saúde científica e operacional, a ser utilizada pela saúde pública como índice de mensuração epidemiológica; sobre essa discussão, ver Almeida Filho *et al.* (1999). Apesar da importância irrecusável da distinção, vimos anteriormente como o conceito de saúde tal como formulado pela OMS ("estado de completo bem-estar físico, mental e social, e não apenas ausência de enfermidade") carece de operacionalidade científica, na medida em que integra à

Saúde mental, depressão e capitalismo

tão só como "problema", e não como um outro devir que pode carregar uma potência capaz de instaurar novas normatividades e saúdes, cujas singularidade e multiplicidade podem até mesmo questionar a saúde gregária e comum, isto é, a "gorda saúde dominante", nos termos de Deleuze (1997, p.14). É nesse sentido que Nietzsche sentencia como não deve haver *a* saúde — gregária e comum —, mas apenas *uma* saúde, singular e múltipla. Refutando a noção de "saúde em si" e demonstrando o conceito de saúde como uma experimentação perspectivística diversa e mutável, escreve o filósofo em *A gaia ciência*:

> A apreciada fórmula de medicina moral (cujo autor é Ariston de Quios), "A virtude é a saúde da alma", deveria ser modificada, para se tornar utilizável, ao menos assim: "Sua virtude é a saúde de sua alma". Pois não existe uma saúde em si, e todas as tentativas de definir tal coisa fracassaram miseravelmente. Depende do seu objetivo, do seu horizonte, de suas forças, de seus impulsos, seus erros e, sobretudo, dos ideais e fantasias de sua alma determinar o *que* deve significar saúde também para seu corpo. Assim, há inúmeras saúdes do corpo; e quanto mais deixarmos que o indivíduo particular e incomparável erga a sua cabeça, quanto mais esquecermos o dogma da "igualdade dos homens", tanto mais nossos médicos terão de abandonar o conceito de uma saúde normal, juntamente com dieta normal e curso normal da doença.

"definição" objetiva de saúde a noção subjetiva de bem-estar. É com essa concepção de saúde que dialogamos, uma vez que sua inoperacionalidade também elimina literalmente a experiência patológica como "uma experiência de inovação positiva do ser vivo, e não apenas um fato diminutivo ou multiplicativo", como diz Canguilhem (2002, p.149).

E apenas então chegaria o tempo de refletir sobre saúde e doença da *alma*, e de situar a característica virtude de cada um na saúde desta: que numa pessoa, é verdade, poderia parecer o contrário da saúde de uma outra. Enfim, permaneceria aberta a grande questão de saber se podemos *prescindir* da doença, até para o desenvolvimento de nossa virtude, e se a nossa avidez de conhecimento e autoconhecimento não necessitaria tanto da alma doente quanto da sadia; em suma, se a exclusiva vontade de saúde não seria um preconceito, uma covardia e talvez um quê de refinado barbarismo e retrocesso. (Nietzsche, 2001, p.144-5, grifos do autor)

* * *

A "novidade" da saúde mental faz operar um antigo princípio biopolítico: a maximização das forças individuais e a potencialização da vida como estratégia política de governo da população. Desse modo, a concepção contemporânea de saúde mental enquanto incitação à realização das potencialidades remete a uma forma de governamentalidade localizada por Foucault no século XVIII e intensificada de diferentes maneiras na atualidade neoliberal.[47]

---

47 No resumo de *Nascimento da biopolítica*, Foucault (2008b, p.431) afirma o "lugar crescente" que os problemas biopolíticos ocuparam desde o século XVIII até nossos dias. Vale ressalvar que, ao contrário do que o título indica, o curso mencionado não trata especificamente da biopolítica (cf. *ibidem*, p.257). Contudo, mesmo não o fazendo diretamente, pode-se dizer que o filósofo explora os efeitos da biopolítica ao evidenciar a potencialização da vida – tornada objeto de investimento – como estratégia político-econômica na governamentalidade neoliberal contemporânea.

Saúde mental, depressão e capitalismo

Em 1976, com a apresentação da última aula do curso *Em defesa da sociedade* e a publicação do primeiro volume de *História da sexualidade*, Foucault (2005a, p.285-315; 2010, p.145-74) chamava a atenção para a formação política (iniciada na época clássica e consolidada na modernidade) de uma tecnologia de poder voltada à vida, a fim de incitá-la, majorá-la, reforçá-la, medi-la, controlá-la, multiplicá-la e qualificá-la. Como se sabe, essa tecnologia de poder que tem a vida como objeto e objetivo foi denominada biopolítica pelo filósofo francês. Tornando a vida natural do homem objeto de cálculos e de estratégias políticas, tal poder é "destinado a produzir forças, a fazê-las crescer e a ordená-las mais do que a barrá-las, dobrá-las ou destruí-las" (*idem*, 2010, p.148). Ao contrário do poder soberano autorizado juridicamente a se apropriar da vida para subtraí-la em determinadas condições (o princípio da soberania é "fazer morrer" e "deixar viver"), na lógica do biopoder deve-se apropriar da vida para otimizá-la e encompridá-la tanto quanto possível, ocupando-se do modo da vida mediante a operação do imperativo *"fazer viver"*.

Para essa modalidade de poder que deve gerir e investir positivamente na vida – e para a qual a questão central não deve ser mais jurídica, como no caso da soberania, mas biológica e normativa –, duas formas de poder se relacionam estrita e mutuamente. Por um lado, há o corpo individual concebido e modulado como máquina, em todo seu adestramento e ampliação de forças para a docilidade política e a utilidade econômica; trata-se das técnicas disciplinares, desenvolvidas desde o século XVII e embasadas em uma concepção "anátomo-política do corpo humano". Por outro lado, há o "corpo-espécie", isto é, o corpo concebido em sua mecânica de ser vivo e como suporte de processos biológicos a partir dos quais se apresentam, se mensuram e eventualmente se transformam os índices de natalidade, mortalidade, morbidade, longevidade, o nível de saúde e assim por diante; essa outra forma de poder, desenvolvida em meados do século XVIII, constituiu um dispositivo de controle regulador da vida: uma "biopolítica da população". Segundo Foucault, as duas faces dessa grande tecnologia de poder, voltada simultaneamente à disciplina do corpo e às regulamentações da população, "constituem os dois polos em torno dos quais se desenvolveu a organização do poder sobre a vida" (*ibidem*, p.151-2). Assim, forçando a um só tempo o desempenho dos corpos e encarando os processos de vida, instala-se "um poder cuja função mais elevada já não é mais matar, mas investir sobre a vida, de cima a baixo".

Disciplinando os corpos e controlando a população, o biopoder marca a entrada do valor político da vida e do dado biológico na história, algo que se tornou essencial para o desenvolvimento da modernidade capitalista.[48] Daí a célebre afirmação de Foucault (*ibidem*, p.156): "O homem, durante milênios, permaneceu o que era para Aristóteles: um animal vivo e, além disso, capaz de existência política; o homem moderno é um animal, em cuja política sua vida de ser vivo está em questão". Portanto, se Marx compreende a formação e o desenvolvimento do capitalismo mediante a transformação dos modos de produ-

---

48 Em conferência proferida no Rio de Janeiro em 1974, na qual o termo "biopolítica" aparece pela primeira vez e de modo embrionário em sua obra, o filósofo já havia afirmado: "Foi no biológico, no somático, no corporal que, antes de tudo, investiu a sociedade capitalista" (Foucault, 1979, p.80).

Saúde mental, depressão e capitalismo

ção, e se Weber os percebe culturalmente a partir da afinidade eletiva com o modo de vida ascético do protestantismo, Foucault, por sua vez, vê no sentido político da vida – apreendida como corpo-máquina e corpo-espécie – um componente imprescindível ao desenvolvimento do capitalismo. Sem a menor dúvida, diz o filósofo, o biopoder

> foi elemento indispensável ao desenvolvimento do capitalismo, que só pôde ser garantido à custa da inserção controlada dos corpos no aparelho de produção e por meio de um ajustamento dos fenômenos de população aos processos econômicos. [...] [F]oram-lhe [ao capitalismo] necessários métodos de poder capazes de majorar as forças, as aptidões, a vida em geral, sem por isto torná-las mais difíceis de sujeitar [...]. (*ibidem*, p.153)

Uma vez exposto o argumento, o autor indica ao menos duas consequências que nos são importantes a propósito do desenvolvimento do biopoder. A primeira diz respeito à proliferação de tecnologias políticas destinadas a "investir sobre o corpo, a saúde, as maneiras de se alimentar e de morar, as condições de vida, todo o espaço da existência" (*ibidem*, p.156). Outra consequência consiste na crescente atuação da norma, que é proporcional à defasagem do sistema jurídico da lei. É que um poder que se encarrega da vida necessita menos de linhas divisórias do que de mecanismos contínuos e corretivos destinados a qualificá-la, avaliá-la, medi-la, hierarquizá-la e distribuí-la segundo critérios normativos. Na lógica da bipolaridade do biopoder, a norma se aplica tanto ao corpo individual a disciplinar quanto à vida da população a regulamentar (cf. *idem*, 2005a, p.302). Daí a afirmação lapidar do filósofo: "Uma sociedade normalizadora é o efeito histórico de uma tecnologia de poder centrada na vida" (*idem*, 2010, p.157). Pois bem, para um poder destinado a assegurar a vida, a prolongar sua duração, a multiplicar suas possibilidades, a desviar seus acidentes instruindo *como* fazê-los, a medicina cumpre, sem dúvida, uma função primordial, dada sua capacidade de articular ao nível do saber os dois objetos-alvo que constituem o biopoder: o corpo e a população, o organismo e os processos biológicos. Enquanto técnica política de intervenção dotada de saber, a medicina pode produzir efeitos disciplinares e regulamentadores, ou seja, efeitos de governamentalidade, a qual nada mais é senão a arte de conduzir condutas.

Poderia ser equivocado transpor o biopoder tal como se configura em meados do século XVIII para a realidade contemporânea da saúde mental, cuja problemática é essencialmente médica. Para evitar esse risco, porém, podemos seguir um plano de atualização do conceito proposto por Paul Rabinow e Nikolas Rose (2006), dois pesquisadores proeminentes que têm mostrado o funcionamento do biopoder contemporâneo em diferentes questões, tais como a medicina genômica, a reprodução, a raça e até mesmo a saúde mental. Segundo os autores, para circunscrever determinado problema no território heterogêneo da biopolítica contemporânea, é preciso estabelecer correspondências com três elementos fundamentais, a saber: i) circulação de discursos de verdade sobre o caráter vital dos seres humanos enunciados por autoridades competentes e capazes de hibridizar os domínios biológico, demográfico e sociológico; ii) elaboração de estratégias de intervenção sobre a existência coletiva em nome da vida e da morte; e iii) modos de subjetiva-

Saúde mental, depressão e capitalismo

ção – que compreendemos duplamente como sujeição e modo de produção de existência – introduzidos a partir de tais discursos de verdade, que conduzem o indivíduo a atuar sobre si mesmo com a finalidade de promover sua própria vida e saúde, assim como o faz em nome da família, da coletividade e da população como um todo (*ibidem*, p.29, 37).

A nosso ver, a saúde mental pode corresponder aos três elementos da seguinte forma, respectivamente: i) ao implicar discursos verdadeiros, científicos e oficiais, veiculados por instituições supranacionais como a OMS, que mobiliza os domínios médico, demográfico, sociológico e antropológico, entre outros, a fim de fundamentar a importância da saúde e da vida da população, como vimos no *Relatório sobre a saúde no mundo 2001*; ii) ao compreender estratégias de intervenção que os mesmos discursos elaboram em nome da promoção da saúde e da vida, não obstante a constatação de que os transtornos mentais implicam mais frequentemente a incapacidade do que a mortalidade; e iii) ao se traduzir em modos de subjetivação produzidos por tais discursos e estratégias interventivas que afetam e modulam não apenas a dimensão molar das coletividades, mas também a dimensão molecular dos indivíduos, os quais se tornam também responsáveis por suas próprias condutas produtoras de saúde. A saúde mental envolve, assim, os dois níveis constitutivos do biopoder: corpo individual e vida da população. Oferecendo elementos que contribuem para fundamentar a interpretação relativa à biopolítica da saúde mental, Rabinow e Rose (*ibidem*, p.37) afirmam: "[...] todos os empreendimentos que têm a vida, e não a morte, como seu *télos* – projetos para 'fazer viver' – são centrais para a configuração do biopoder contemporâneo".

Ora, a promoção da saúde e da vida não pode, evidentemente, ser algo em si mesmo problemático. Seria um disparate, portanto, denunciar a configuração da saúde mental reduzindo-a a uma perspectiva catastrofista da biopolítica; mais profícua parece ser uma análise a propósito do efeito provocado pelo lento desaparecimento da doença mental, conceito que havia conferido à psiquiatria seu estatuto de prática médica. Uma vez mais na história, a preocupação humanista com a libertação dos doentes — espécie de radicalização do gesto pineliano — criou as condições de possibilidade para outra captura. No espaço aberto da sociedade — novo território da governamentalidade psiquiátrica —, não são apenas os usuários, outrora loucos enclausurados, que recebem atenção na passagem de um lugar a outro; é a própria normalidade, dobrada sobre técnicas cotidianas de promoção da qualidade de vida, que deve ser constantemente trabalhada, potencializada, superada e mobilizada ao encontro de um novo paradigma de produção, no qual não é mais a repetição maquinal do corpo que é solicitada, mas o bem-estar psíquico — ou melhor: o completo bem-estar... —, pronto a fazer funcionar qualidades que se tornaram as principais fontes de valor no capitalismo contemporâneo: invenção, inteligência, imaginação, afetividade, criatividade e assim por diante (cf. Lazzarato; Negri, 2001; Negri; Hardt, 2006; Pelbart, 2002).

Talvez não seja inteiramente impróprio perguntar *para que* se pretende produzir tanta saúde hoje. Foucault (2010) mostrou com acuidade como o dispositivo da sexualidade constituía uma cilada: a colocação do sexo na ordem do dia, sua incitação à fala, não era necessariamente uma liberação, como se acreditava, mas o modo operatório de uma tecnologia de poder direcionada

Saúde mental, depressão e capitalismo

à vida e programada para potencializá-la por meio da maximização dos níveis de saúde.[49] O dispositivo da saúde mental pode manifestar uma ironia semelhante: motivado pela ideia de uma liberdade conquistada de forma auspiciosa, o indivíduo é incitado a produzir constantemente *um a mais de saúde*, uma espécie de mais-valia que pode, assim, já não lhe pertencer necessária e exclusivamente. Se a potencialização do humano pretendia inicialmente, do ponto de vista humanista, liberar o indivíduo e sua subjetividade, logo o neoliberalismo trata de capturá-los e de convertê-los em investimento, isto é, em capital humano. Nesse cenário, a produção da saúde mental pode cumprir uma função política estratégica: programando a eficiência mediante a incitação à realização de si em todas as dimensões da sociabilidade, criam-se condições produtivas apropriadas e mais sofisticadas sem interferência direta na produção. É o próprio *Relatório sobre a saúde no mundo 2001*, da OMS, que sustenta com clareza a dependência e a reciprocidade necessárias entre uma adequada saúde mental e física e determinada saúde econômica, política e social.

---

49 Em conferência proferida na Faculdade de Filosofia da Universidade Federal da Bahia em 1976, Foucault (1994, v.4, p.193) evidencia a serviço de quê tal tecnologia de poder opera: "[...] [O] poder deve se exercer sobre os indivíduos na medida em que eles constituem uma espécie de entidade biológica que deve ser levada em consideração se queremos, precisamente, utilizar esta população como máquina para produzir, para produzir riquezas, bens, para produzir outros indivíduos". Apesar da ênfase dada pelo filósofo à sexualidade como elemento fundamental para a articulação do biopoder, é preciso ter em mente que se trata de um domínio entre outros que expressam o funcionamento dessa tecnologia de poder voltada simultaneamente ao indivíduo e à população.

3
A epidemia de depressão como problema da biopolítica da saúde mental

Considerada a principal causa de incapacitação no mundo, a depressão ocupa lugar de destaque entre os transtornos psiquiátricos contemporâneos. Neste capítulo, veremos de que forma a epidemia depressiva divulgada oficialmente em nossos dias pode ter como condição de possibilidade o contexto da biopolítica da saúde mental. Para tanto, analisamos a evolução das concepções de transtornos depressivos nos *Manuais Diagnósticos e Estatísticos de Transtornos Mentais* (DSM), sublinhando a importância da terceira edição, que alterou, desde 1980, o modo como os transtornos mentais são compreendidos. Em seguida, voltamos a atenção para as categorias diagnósticas de depressão apresentadas no DSM-IV-TR [2000] e no DSM-5 [2013]. Ao lado da *Classificação Internacional de Doenças* (CID), da OMS, as duas versões mais recentes do manual da American Psychiatric Association constituem os principais sistemas classificatórios de psiquiatria no mundo, orientando a prática clínica e embasando cientificamente estudos epidemiológicos que indicam a dimensão epidêmica dos transtornos depressivos. Por fim, examinamos os princípios da teoria do capital humano para evidenciar

Elton Corbanezi

a relação entre a evolução científica da nosologia psiquiátrica da depressão e as demandas do capitalismo atual. Desse modo, constitui-se a relação saúde mental, depressão e capitalismo. Antes de tudo, porém, é preciso fazer ver e reconhecer o sofrimento intrínseco à depressão severa.

3.1. Sofrimento depressivo

Indescritível, a dimensão profunda e catastrófica do sofrimento depressivo só pode ser acessada pela experiência. É o que o notável testemunho de William Styron (1991) mostra de maneira comovente. Não obstante tal constatação, valendo-se da capacidade estilística que seu ofício solicita, o escritor norte-americano se empenhou para traduzir em palavras seu mergulho na "tempestade negra da depressão".

Com efeito, o título original *Darkness Visible: A Memoir of Madness* já indica a tônica do livro: em sua forma extrema, a depressão é pura escuridão e loucura. Fruto de uma palestra proferida pelo escritor em 1989 no Departamento de Psiquiatria da Escola de Medicina da Universidade Johns Hopkins, *Perto das trevas* — como foi traduzido para a língua portuguesa — é o relato do desmoronamento que Styron sofreu aos 60 anos, quando acometido por uma depressão unipolar, que, *in extremis*, como diz o autor, "nos leva diretamente para o abismo" (*ibidem*, p.44-5).

De partida, Styron (*ibidem*, p.5) assim apresenta sua percepção a respeito da depressão:

A depressão é um distúrbio do espírito, tão misteriosa e imprevisivelmente percebida pela pessoa — pela mente media-

Saúde mental, depressão e capitalismo

dora – que é quase indescritível. Sendo assim, permanece incompreensível para os que não experimentam sua forma extrema, embora o abatimento, "a tristeza" que nos acomete ocasionalmente e que atribuímos à agitação da vida normal possam dar uma pálida ideia do que é essa doença na sua forma mais catastrófica.

Eis uma ideia recorrente no testemunho em tela: enquanto experiência-limite, a depressão é indescritível. "Para mim", diz o depressivo, "a dor assemelha-se a um afogamento ou sufocação – porém mesmo essas imagens estão muito longe da realidade" (*ibidem*, p.23). Do princípio ao fim do depoimento do escritor, encontra-se a mesma percepção do acesso grave de depressão, esse "simulacro de todo o mal do nosso mundo" que envolve uma violência tão excepcional quanto a impossibilidade de nomeá-la (*ibidem*, p.91). É porque o horror da experiência depressiva conduz à descrição incompleta da dor que o escritor precisa travar um combate contra o termo "depressão", compreendido por ele como um desastre semântico para se referir a uma doença tão terrível:

> Quando me dei conta de que fora vencido pela doença, senti a necessidade de, entre outras coisas, registrar um protesto contra a palavra "depressão". Depressão, para a maioria das pessoas, é o mesmo que "melancolia", uma palavra que aparece na língua inglesa desde o ano 1303 e mais de uma vez na obra de Chaucer, que, aparentemente, conhecia suas características patológicas. "Melancolia" pode ainda ser adequada e evocativa para definir as formas mais graves da doença, mas foi destronada por uma palavra de conotações mais brandas, sem ar professoral, usada indiferentemente para descrever uma economia em declínio ou uma

Elton Corbanezi

vala na estrada, uma palavra realmente sem cor considerando uma doença dessa importância. (*ibidem*, p.43)

Tendo se iniciado no verão de 1985, é, contudo, no outono, durante uma viagem a Paris, onde seria agraciado com um prêmio notável em literatura, que sua doença adquire uma intensidade que o escritor começa a experimentar como incontornável. A partir de seu caso, Styron faz notar que o transtorno depressivo severo pode acometer o indivíduo não apenas em situações de perda ou trauma psicossocial, mas também em momentos que suscitariam, em condições consideradas normais, prazer e felicidade.[1] No entanto, ao contrário de tais estados, que se avaliam como elevados e os quais deveriam resultar da premiação de que soubera desde o verão, o escritor experimentava uma espiral descendente, que o conduziria implacavelmente a seu "mergulho outonal".[2] Logo após caracterizar a ausência absoluta de autoestima como uma das manifestações terríveis da

---

1 É o que se constata igualmente nos testemunhos de Solomon (2002, p.38) e de Karp (1996, p.3-6), bem como na presença devastadora da depressão na cerimônia de casamento de Justine, protagonista do filme *Melancolia* (2011). Como escreve o autor de *O demônio do meio-dia*, "[o] nascimento de um bebê, uma promoção ou um casamento podem desencadear uma depressão quase tão facilmente quanto uma morte ou perda" (Solomon, *op. cit.*, p.60). Mobilizando os exemplos de Styron, Solomon e Karp, Horwitz e Wakefield (2010, p.26-7) argumentam que, nessas situações, se constitui, de maneira irrecusável, um transtorno depressivo genuíno. A gravidade de tais casos, afirmam os autores, "era extremamente desproporcional às circunstâncias reais dos sofredores".

2 Como se sabe, para além de estação do ano, o termo "outono" também designa, no sentido figurado, "ocaso", "período da vida que se encaminha para a velhice" (cf. Houaiss, 2002). É importante re-

Saúde mental, depressão e capitalismo

depressão, o autor adverte que nem mesmo a natureza festiva de sua viagem a Paris seria suficiente para restaurar o sofrimento que já o dominava, em menor intensidade, desde o verão, qualificado por ele próprio como "excepcionalmente belo", em sua casa de veraneio em uma ilha norte-americana (*ibidem*, p.49). À medida que a doença progredia, lastima Styron, "meu valor diminuía assustadoramente ante meus olhos. Aquele desalento mórbido não deixava de ser irônico, uma vez que eu pretendera passar quatro dias em Paris a fim de receber um prêmio que deveria restaurar imensamente meu ego" (*ibidem*, p.13).

Entre outros episódios narrados, destaquemos dois imediatamente sucessivos à premiação que tanto enfatizam a ideia de irreversibilidade da tristeza, da angústia e da dor que acometem o estado de espírito mesmo diante de estímulos e encontros teoricamente positivos e prazerosos quanto dão mostras da intensidade do sofrimento próprio de uma depressão grave como a que afetou o norte-americano.[3] O primeiro deles é a lembrança de uma visita ao Museu Picasso, onde Styron deve-

---

gistrar que o "padrão sazonal" constitui, de fato, um especificador da concepção psiquiátrica atual de transtornos depressivos, como se observa no DSM-IV-TR e no DSM-5 (APA, 2002, p.415-6; 2013, p.187-8). As duas versões recentes do manual incluem o outono e o inverno como as estações mais propícias para o início de um episódio depressivo, que tende a remitir, de acordo com tais circunstâncias, na primavera.

3 Ainda que se trate de um testemunho de alguém acometido por uma depressão severa, é preciso dizer que o texto de Styron é construído conforme a linguagem e a perspectiva hegemônica do DSM e da psiquiatria biológica, como afirmam, com razão, Ehrenberg (2004e, p.150) e Rose (2013, p.299). O fato de o escritor conceber a depressão como um desequilíbrio neuroquímico, por exemplo, é prova disso (Styron, 1991, p.52-3).

ria comentar as obras do artista espanhol a um canal de televisão francês após o discurso, e o almoço de premiação em Paris, durante os quais já "desejava ansiosamente que o dia acabasse". O escritor assim rememora o fato:

> Quando chegamos ao museu, depois de enfrentar um trânsito terrível, passava das quatro horas e meu cérebro começava a sofrer o cerco costumeiro de pânico e deslocamento, com a sensação de que meu processo de raciocínio estava sendo inundado por uma onda venenosa e invencível que impedia qualquer reação agradável ao mundo exterior. Para ser mais claro, ao invés do prazer — sem dúvida, ao invés do prazer que eu devia estar sentindo naquela suntuosa exposição de um gênio brilhante —, o que minha mente experimentava era a sensação muito próxima, embora indescritivelmente diferente, de uma dor atroz. (*ibidem*, p.20-3)

Depois do mergulho nas "sombras da tarde com toda sua angústia e seu medo sufocantes" (*ibidem*, p.22), viria o jantar com sua editora Françoise Gallimard, em uma noite parisiense fria e escura. Tão desprovido de amor-próprio a ponto de julgar que não merecia o prêmio, Styron perde, em tal ocasião e apenas momentaneamente, o cheque de 25 mil dólares que lhe fora ofertado como condecoração. É como um acúmulo de fracassos que o escritor relata o evento:

> Fosse qual fosse o motivo, o cheque tinha desaparecido e essa perda coroava todos os outros fracassos daquele jantar. Minha falta de apetite para o grande *plateau de fruits de mer* posto na minha frente, o fracasso do riso forçado e, finalmente, o fracasso total da capacidade de falar. Nesse ponto, a *interioridade* feroz da dor produziu um intenso alheamento que me impedia de articu-

Saúde mental, depressão e capitalismo

lar qualquer coisa que não fosse um murmúrio confuso. Eu me sentia sem expressão, monossilábico, e percebia o constrangimento dos meus amigos franceses ante aquela dificuldade. (*ibidem*, p.25-6, grifo do autor)

Como se vê, nem o prêmio, nem um verão ensolarado na ilha, nem a confirmação de um perfeito estado de saúde física se revelam capazes de obstruir o *brainstorm* que é a depressão (cf. *ibidem*, p.44, 51), não no sentido de *insight* para trabalhos criativos, como se popularizou o termo, mas na acepção literal proposta pelo autor: uma tempestade que devasta o cérebro e qualquer sentido da existência.

Uma pletora de expressões é elaborada pelo escritor no decorrer do ensaio a fim de tentar nomear seu sofrimento: "angústia sufocante", "estados de dolorosa quase-paralisia", "torpor impotente", "transe de desconforto supremo", "angústia que devora o cérebro", "desespero além do desespero", "abatimento sufocante", "bosque tenebroso da depressão", "dor atroz", "tempestade uivante no cérebro" e "agonia indescritível", entre outras. É com uma intensidade exacerbada que Styron sofre os sintomas depressivos típicos, tais como esgotamento da energia psicomotora — até o ponto em que a fala e o andar se tornam lentos, arrastados e hesitantes —, insônia, dor física, incapacidade para trabalhar, confusão, dificuldade para decidir, hipocondria, redução da libido e tendência suicida. Experimentando-os em sua forma limite, o autor assim descreve seu estado de puro sofrimento:

Eu tinha chegado à fase da doença na qual desaparece toda e qualquer esperança, bem como toda a ideia de futuro. Meu cérebro escravo dos hormônios estranhos era menos um órgão de pensamento do que um instrumento que registrava, minuto a minuto, os vários graus do próprio sofrimento. As manhãs agora eram más também, horas de letargia depois do sono sintético, mas as tardes continuavam a ser a pior parte do dia, a partir mais ou menos das três horas, quando eu sentia o horror, como uma névoa venenosa, cobrir minha mente, *obrigando-me* a ir para a cama. Ficava deitado durante umas seis horas, entorpecido, praticamente paralisado, olhando para o teto e esperando por aquele momento, no começo da noite, quando, misteriosamente, a crucificação se abrandava o suficiente para que eu pudesse comer alguma coisa e depois, como um autômato, tentar uma ou duas horas de sono outra vez. (*ibidem*, p.64, grifo nosso)

Apesar de associada à imagem do descanso, é preciso destacar que a cama onde o depressivo é compelido a se refugiar constitui-se de pregos. Certo de que durante a depressão grave sobressai a desesperança absoluta em relação ao alívio da dor, escreve Styron:

Sendo assim, as decisões da vida diária não consistem, como nos casos normais, em passar de uma situação desagradável para outra menos desagradável – ou de um desconforto para o conforto relativo, ou do tédio para atividade –, mas em passar de dor para dor. Não abandonamos nem por um momento nossa cama de pregos, mas a carregamos conosco. (*ibidem*, p.68)

Diante de semelhante prostração, o norte-americano revela como se aproximar da morte é a tendência natural e irreversível do sofrimento depressivo profundo.

Saúde mental, depressão e capitalismo

Tenho certeza de que foi durante um desses transes insones que me convenci – uma revelação sinistra e chocante, como a de uma verdade metafísica há muito tempo escondida sob uma mortalha – que aquela condição me levaria à morte se continuasse a progredir. [...] A morte, como já disse, era agora uma presença constante, envolvendo-me em suas rajadas de gelo. (*ibidem*, p.55)

Gravíssima e agonizante, a depressão de que o escritor sofreu é, porém, rara. Embora afirme que "poucas pessoas não são vítimas em potencial da doença, pelo menos nas suas formas mais brandas", o próprio Styron assegura que a maioria não é acometida pela "verdadeira depressão", tão insuportável que tende a impedir drasticamente a aceitação do fato de viver (*ibidem*, p.40, 46). A propósito, refletindo sobre o julgamento moral que circunscreve o suicídio, o autor delineia um traço de cultura norte-americano perfeitamente incorporado pela biopolítica contemporânea da saúde mental: o autoaperfeiçoamento constante.[4] Como pretendemos sustentar, é especialmente em relação a tal meta normativa – a autorrealização permanente – que a depressão, mesmo considerada em suas formas mais amenas e incertas, se torna um problema relevante para a cultura ocidental e primordial para a saúde pública. Com função científica associada sinergicamente ao projeto político que intenciona produzir indivíduos mais eficientes, performáticos e otimiza-

---

4 "Evidentemente [os pensamentos suicidas] são repugnantes aos americanos saudáveis, com sua crença inabalável no constante autoaperfeiçoamento. Na verdade, essas fantasias terríveis, que provocam arrepios nas pessoas sãs, para a mente deprimida são como os sonhos lascivos das pessoas sexualmente saudáveis" (Styron, 1991, p.59).

Elton Corbanezi

dos, a nosologia psiquiátrica da depressão "evolui" para critérios diagnósticos cada vez mais abrangentes, a partir dos quais é possível capturar formas múltiplas, tênues e localizadas de sofrimento, constituindo a denominada "epidemia de depressão".

3.2. Os *Manuais Diagnósticos e Estatísticos de Transtornos Mentais* e seus conceitos de depressão

Apesar de divulgada oficialmente pela OMS no início do século XXI, com diferentes projeções para 2020 e 2030 (cf. Introdução supra; OMS, 2001; 2008; World Federation for Mental Health, 2012), a epidemia de depressão é uma ideia que emerge nos anos 1970 e se torna significativamente mais recorrente a partir da década de 1980. Além de importantes transformações sociais que possibilitam interpretar tal fenômeno, como veremos em seguida, é preciso destacar inicialmente que a década de 1970 começa por inaugurar um novo modo psiquiátrico de conceber os transtornos mentais, o qual se concretiza e se dissemina internacionalmente a partir de 1980 com a publicação da terceira edição do *Manual Diagnóstico e Estatístico de Transtornos Mentais* (DSM-III), da Associação Americana de Psiquiatria (APA, na sigla em inglês). Desde então, o manual e suas versões subsequentes se tornaram — ao lado da nona e da décima edições da *Classificação Internacional de Doenças* (CID-09 e CID-10), da OMS[5] — os principais sistemas classificatórios para prática clínica e pesquisa em psiquiatria no mundo.

---

5 O DSM-5 (APA, 2013, p.XLI, 11-2) foi elaborado em harmonia com o projeto de revisão da CID-11, que entra em vigor em janeiro de 2022.

Saúde mental, depressão e capitalismo

Porém, ainda restrito ao contexto norte-americano e apresentado como uma alternativa à CID-06, o primeiro DSM foi publicado em 1952, veiculando a concepção de que os "transtornos mentais representariam reações da personalidade a fatores psicológicos, sociais e biológicos" (APA, 2002, p.23). Associado à influência que a psicanálise exerceu sobre o pensamento do psiquiatra Adolf Meyer, o termo "reação" explicita a tônica do DSM-I: abordados da perspectiva biopsicossocial, os transtornos mentais resultariam sobretudo de uma reação adversa e desproporcional do indivíduo em relação a determinadas experiências e acontecimentos da vida. Como já afirmamos, outros termos como "mecanismo de defesa", "neurose" e "conflito neurótico" evidenciam o papel predominante da psicanálise na concepção psiquiátrica de transtornos mentais no momento que a psiquiatria iniciava seu lento processo de desinstitucionalização, que constituiria a saúde mental.[6]

---

6 Como vimos, o processo de desinstitucionalização da doença mental foi conduzido pela "nova psiquiatria" social e comunitária em aliança com a psicanálise e fortalecido também pelo advento da psicofarmacologia e dos direitos humanos a partir dos anos 1950. Vale observar que a psiquiatria comunitária, a psicofarmacologia e a institucionalização dos direitos humanos fundamentam o objetivo central do *Relatório sobre a saúde no mundo 2001*, da OMS, que é desativar definitivamente o hospital psiquiátrico clássico como modelo terapêutico. No documento, porém, a psicanálise não é mencionada como alternativa terapêutica, tampouco como forma explicativa dos processos patológicos. Entre as psicoterapias que o relatório indica como eficazes para diversos transtornos mentais, destacam-se: a comportamental, a cognitiva, a interpessoal, a de apoio (aconselhamento) e as técnicas de relaxamento (OMS, 2001, p.93-4).

Elton Corbanezi

Apesar de eliminar o termo "reação" e a concepção "biopsicossocial" dos transtornos mentais, a edição subsequente – DSM-II, publicado em 1968 e desenvolvido paralelamente à CID-08 – estabeleceu absoluta continuidade com a versão anterior, evidenciando ainda mais a influência da psicanálise, como se nota a partir da concepção de transtorno mental como níveis de desorganização psicológica do indivíduo e do destaque atribuído à "neurose" como classe diagnóstica. Desse modo, os sintomas se apresentam, nas duas primeiras edições do manual, como manifestação simbólica de uma estrutura patológica a ser interpretada pelo clínico, de tal forma que sintomas diversos poderiam indicar um mesmo processo patológico, assim como sintomas idênticos poderiam sugerir processos patológicos díspares para uma abordagem disposta a considerar o sujeito em sua totalidade.

É por isso que, em ambas as edições, a depressão é considerada de acordo com a etiologia e o contexto dos sintomas. *Grosso modo*, tais manuais dividem os transtornos depressivos em duas classes ainda hoje fundamentais para a psicanálise: neurose e psicose.[7] Na categoria "Reações afetivas" da classe

---

7 Diferentemente da permanência do termo "psicose" em psiquiatria – cujo sentido atual, porém, é apenas descritivo, e não explicativo –, o termo "neurose" se torna secundário no DSM-III [1980] e no DSM-III-R [1987], assumindo função exclusivamente descritiva e sinonímica em relação aos transtornos mentais, e desaparece completamente no DSM-IV [1994]. Embora utilizemos a separação entre neurose e psicose a fim de expor a forma como os transtornos depressivos são apresentados, a introdução do DSM-I registra que a divisão que orienta a nomenclatura dos transtornos mentais no manual diz respeito aos transtornos mentais orgânicos e não orgânicos (APA, 1952, p.12).

Saúde mental, depressão e capitalismo

"Transtornos psicóticos" do DSM-I, encontram-se duas classificações de depressão: "Reação [*reaction*] maníaco-depressiva" (com três tipos especificadores: maníaco, depressivo e outra) e "Reação depressiva psicótica"; a classe "Transtornos psiconeuróticos", por sua vez, contém uma única categoria diagnóstica da depressão, que é "Reação depressiva" (APA, 1952). Já no DSM-II, a classe "Psicose não atribuída à condição física listada anteriormente" apresenta as seguintes categorias diagnósticas da depressão: "Melancolia involutiva" (denominada "Reação psicótica involutiva" no DSM-I e atribuída a distúrbio de metabolismo, de crescimento, de nutrição ou de função endócrina), "Doença [*illness*] maníaco-depressiva" (com três tipos especificadores: maníaco, deprimido e circular), "Transtorno [*disorder*] afetivo maior outro", "Transtorno afetivo maior não especificado" e "Reação depressiva psicótica". A classe "Neuroses" se restringe, no caso da depressão, a uma única categoria diagnóstica: "Neurose depressiva". Há, ainda, a classe dos "Transtornos da personalidade", em que a duração dos sintomas diz respeito à estrutura da personalidade. Em tal classe, a depressão figura apenas na categoria "Transtorno da personalidade ciclotímica", cumprindo a função de especificador desse transtorno e/ou de humor que alterna com a euforia, conforme a definição presente nos dois primeiros manuais da APA (*ibidem*, p.35-6; 1968, p.42).

Como a nomenclatura permite notar, as duas primeiras edições do DSM apresentam, mediante uma tendência psicodinâmica manifesta, a perspectiva etiológica segundo a qual os transtornos depressivos decorrem principalmente de uma reação desproporcional a algum acontecimento ou de um conflito interno, cuja natureza é predominantemente psicológica.

163

Embora não seja absoluta, a predominância da perspectiva psicológica se evidencia não apenas nos transtornos designados "reação depressiva" e "neurose depressiva", para os quais a reação desproporcional a algum acontecimento ou o conflito interno de natureza psicológica constituem a causa; a classe relativa às "psicoses" no DSM-I, por exemplo, é precedida pela seguinte designação, que também expõe determinada prevalência etiológica: "Transtornos de origem psicogênica ou sem causa física ou mudança estrutural no cérebro claramente definidas" (*idem*, 1952, p.24).[8] De acordo com Horwitz e Wakefield (2010, p.108), os manuais se harmonizavam, assim, com a tradição médica ocidental interessada na etiologia dos transtornos depressivos e na contextualização de seus sintomas.

Uma ruptura com tal forma de conceber os transtornos mentais se dá, contudo, no decorrer dos anos 1970, concretizando-se com a publicação do DSM-III. É por meio da

---

8 Apesar dessa preponderância, durante os anos 1950 e 1970, os transtornos depressivos foram considerados de acordo com três perspectivas etiológicas distintas: endógena, exógena e psicogênica. Em linhas gerais, a depressão endógena é compreendida conforme as características da melancolia, cuja origem não está relacionada a nenhum fator exógeno, mas a mecanismos biológicos que afetam a experiência psíquica e motora do indivíduo. A depressão exógena, por sua vez, se constitui a partir da reação desproporcional do indivíduo a determinado acontecimento exterior. A depressão psicogênica, por fim, seria desencadeada fundamentalmente por conflitos internos e inconscientes, os quais podem se relacionar, contudo, a motivações externas, tornando difícil, assim, distingui-la da depressão exógena. A verdade é que não há consenso a respeito da definição e do estabelecimento de fronteira entre os três tipos de depressão no contexto do DSM-I e do DSM-II.

Saúde mental, depressão e capitalismo

"remedicalização da psiquiatria" que a aliança – tão cara à desinstitucionalização da doença mental e à emergência da saúde mental – entre a nova psiquiatria, a psicanálise e a psicofarmacologia se dissolve.[9] Ocorre, assim, na história da psiquiatria contemporânea, uma transformação a um só tempo epistemológica e ontológica, em que o transtorno mental e o comportamento humano serão concebidos principalmente em termos de desequilíbrio neuroquímico. De uma psiquiatria até então "descerebrada", como Marcia Angell (2011) a qualificou a partir de Leon Eisenberg, emerge uma psiquiatria "desmentalizada", que procura no funcionamento fisiológico e no mecanismo cerebral a base exclusiva dos transtornos mentais. Uma mudança ontológica significativa acontece com a alteração epistemológica dos transtornos mentais enunciada pelo DSM-III: desprendida do epíteto "psicológico", a dimensão psíquica e

---

9 Em 1977, Melvin Sabshin, então diretor da APA e a quem o DSM-IV é dedicado, reclamava a necessidade premente de "remedicalizar a psiquiatria" (Angell, 2011). Fazendo uso da expressão, Serpa Júnior (1997) sustenta a tese de que, nos anos 1980, a psiquiatria retoma o projeto fisicalista – cuja primeira tentativa teria sido a teoria da degenerescência, de Morel – a fim de se legitimar como ciência médica. A "remedicalização" da psiquiatria seria, assim, uma consequência da "desmedicalização" que a caracterizou desde a primeira metade do século XX até os anos 1970. A partir de então, diferentes áreas de pesquisa informam e compõem a psiquiatria biológica contemporânea, entre as quais se destacam: as neurociências, a psicofarmacoterapia, a genética, as técnicas de produção de imagens, a eletroneurofisiologia, a neuroquímica, a neurobiologia do desenvolvimento, a neuromorfologia, a psiconeuroendocrinologia e a epidemiologia. *Grosso modo*, o pressuposto fundamental da psiquiatria biológica norte-americana é o de que o cérebro constitui o órgão da mente.

comportamental do homem será então compreendida psiquiátrica e predominantemente como "somática".

Entretanto, o triunfo de tal fisicalismo, que se realiza com a recente transformação de paradigma em psiquiatria, não resulta de uma tomada de posição teórica explícita, já que uma das principais inovações metodológicas e clínicas do DSM-III postula justamente a isenção teórica a propósito da etiologia dos transtornos mentais. Outras três modificações fundamentais são apresentadas no DSM-III: a implementação de critérios diagnósticos explícitos que delimitam as categorias, a definição operatória do conceito de transtorno mental e a introdução de uma avaliação multiaxial.

A abordagem ateórica (*atheoretical approach*) estabelecida no DSM-III pretende tornar o manual mais científico e ao mesmo tempo útil para clínicos e pesquisadores de diferentes perspectivas. Tal abordagem provém da situação anterior, em que tendências diversas — psicodinâmicas, comportamentais, sociais e biológicas — disputavam a explicação de uma mesma perturbação mental, subtraindo a consensualidade e a objetividade que caracterizariam um domínio científico. Desse modo, em vez de apresentar pressuposições etiológicas — como as duas versões anteriores propunham mediante o uso do termo "neurose", por exemplo, que indica uma significativa influência da psicanálise e de sua concepção de que os transtornos mentais resultam de conflitos intrapsíquicos —, o DSM-III se limita a descrever com clareza e objetividade os sinais e sintomas que configuram uma síndrome psiquiátrica. No entanto, como sustentam diversos pesquisadores, tal "ateoricismo" equivale, na verdade, à adoção de uma teoria fisicalista ou biológica dos transtornos mentais. Se não a adoção explícita, poderíamos di-

Saúde mental, depressão e capitalismo

zer que tal versão do manual favorece nitidamente a perspectiva biológica dos transtornos mentais, a qual constitui, doravante, o novo paradigma hegemônico da psiquiatria.[10] Substituir o duradouro tratamento implicado na concepção psicológica dos transtornos mentais pela eficácia imediata da psicofarmacoterapia é uma prova da ascensão do modelo biológico em detrimento da perspectiva psicanalítica. Como afirma Mario Eduardo Costa Pereira (2013, p.40-1) a respeito da atual e prevalente administração farmacológica das condutas, favorecida desde então pela abordagem inaugural do DSM-III, o diagnóstico "ateórico" decorre de um procedimento técnico absolutamente parcial: a medicação, que é puramente biológica. Outro indicativo a respeito da tendência teórica inaugurada

---

10 Em seu estudo sobre a depressão, Pignarre (2003, p.139) sustenta a ideia de que não houve a instauração de um novo paradigma com a publicação do DSM-III. A razão disso é que, em psiquiatria, argumenta o especialista em história e indústria do medicamento, "a biologia fracassou". O conflito estabelecido entre o principal órgão de pesquisa em saúde mental nos EUA, o National Institute of Mental Health (NIMH), e a American Psychiatric Association (APA) fortalece tal argumento. Como vimos, o NIMH declarou que não utilizaria mais o manual da APA como referência para pesquisa em função de a mais recente versão do manual (DSM-5) não ter incorporado os dados científicos e positivos da biologia molecular, das neurociências, da genética etc. Como justificativa, o DSM-5 argumenta que resultados especulativos não poderiam ser incorporados por uma "nosologia oficial" (APA, 2013, p.5). Desse modo, diante da ausência de mecanismos fisiopatológicos e etiológicos incontrovertidos, o documento se apresenta como o mais importante padrão para a prática clínica e ainda adverte: "[r]evisões contínuas do DSM-5 farão deste um 'documento vivo', adaptável a descobertas futuras em neurobiologia, genética e epidemiologia" (*idem*, p.13, 20).

167

Elton Corbanezi

pelo DSM-III reside na gradual eliminação da classe diagnóstica "Transtornos mentais orgânicos", que poderia indicar, erroneamente, segundo a perspectiva do DSM (APA, 2000, p.9), que os outros transtornos não contêm uma base biológica e cerebral (cf. Russo; Venâncio, 2006, p.467).

Coerente com a abordagem pretensamente ateórica, o estabelecimento de critérios diagnósticos concisos, explícitos e descritivos constitui outra inovação clínica e metodológica do DSM-III. Diante da ausência de fisiopatologia dos transtornos mentais, a instauração de critérios diagnósticos representa, segundo a perspectiva do manual, a forma mais científica de delimitar a fronteira tanto entre o normal e o patológico como entre os diferentes transtornos mentais.[11] Com tais critérios

---

11 No DSM-5, ainda se lê: "Uma vez que a descrição completa dos processos patológicos subjacentes não é possível para a maioria dos transtornos mentais, é importante enfatizar que os critérios diagnósticos atuais são a melhor descrição disponível de como os transtornos mentais são expressos e como podem ser reconhecidos por clínicos treinados" (APA, 2013, p.XLI). Apesar da afirmação, é preciso registrar que o DSM-5 reconhece que as fronteiras entre os transtornos mentais são mais fluidas e porosas do que estabeleciam as versões anteriores (*ibidem*, p.5-6). Sendo assim, mesmo mantendo o paradigma classificatório categorial, que pretende separar e isolar mais rigorosamente os transtornos, a quinta edição também considera fundamental, para alguns casos específicos, a perspectiva dimensional, que se caracteriza por um *continuum* entre o normal e o patológico e admite maior proximidade entre diferentes transtornos (*ibidem*, p.12-3). De todo modo, desde o DSM-III, os manuais afirmam reiteradamente a impossibilidade de delimitar de forma absoluta a fronteira entre diferentes transtornos, assim como entre patologia e normalidade (*idem*, 1980, p.6; 1989, p.XXIII; 2000, p.XXI; 2013, p.XLI).

Saúde mental, depressão e capitalismo

que envolvem sinais e sintomas, o manual estabelece como finalidade principal padronizar o diagnóstico, tornando-o objetivo e idêntico em diferentes contextos clínicos que deveriam prescindir, a partir de então, do juízo subjetivo e singular do médico. Pretende-se criar, desse modo, populações homogêneas de categorias diagnósticas que favoreçam a prática clínica e a pesquisa psiquiátrica, epidemiológica e psicofarmacológica, além de resolver questões administrativas norte-americanas, como o reembolso de seguro-saúde.[12]

Antes de tudo, portanto, é a procura por confiabilidade diagnóstica o que fundamenta a instituição de critérios diagnósticos precisos, ainda que tais critérios não assegurem a validade do diagnóstico, comprometendo, assim, umas das metas norteadoras do projeto, que é promover o estatuto de cientificidade da psiquiatria.[13] *Grosso modo*, confiabilidade diagnóstica significa reduzir o desacordo entre especialistas — o que é

---

12 Embora o manual atenda inicialmente a determinadas exigências institucionais e administrativas da sociedade norte-americana, é preciso explicitar que a mundialização do DSM ocorre sobretudo com a publicação da terceira edição, que funciona como uma espécie de normalização da classificação psiquiátrica e se torna, assim, referência central para a psiquiatria contemporânea.

13 Em virtude do emprego de dois princípios fundamentais de Emil Kraepelin — o estabelecimento de categorias diagnósticas mediante a atenção aos sintomas e a redução do transtorno mental à sua dimensão física e cerebral —, a abordagem biomédica e fisicalista do psiquiatra alemão contemporâneo de Freud é considerada, frequentemente, a inspiração científica do DSM-III. Na contramão de tal ideia, porém, Horwitz e Wakefield (2010, p.91-111) sustentam que a nova racionalidade psiquiátrica inaugurada pelo DSM-III não poderia ser considerada "neokraepeliniana", uma vez que desconsidera o contexto dos sintomas.

fundamental para a prática e a pesquisa, dado que confiabilidade é condição para produzir resultados cientificamente válidos –, ao passo que validade diagnóstica manifesta a compreensão da realidade clínica e da natureza efetiva da estrutura e do processo patológicos subjacentes. É notória a polêmica em torno da primazia que o recente paradigma psiquiátrico atribui à fidelidade diagnóstica em detrimento da validade. De forma irônica, Angell (2011) ridiculariza a premissa: "Se todos os médicos concordassem que as sardas são um sinal de câncer, o diagnóstico seria 'confiável', mas não válido". Nesse sentido, Horwitz e Wakefield (2010) mostram como a epidemia de depressão atual é consequência de um aumento significativo de diagnósticos "falso-positivos", que são confiáveis, dada a padronização dos critérios diagnósticos da depressão, mas nem por isso válidos, uma vez que podem classificar como depressão a tristeza intensa normal.

É justamente em virtude da ausência de conhecimento fisiopatológico da maioria das doenças mentais que o DSM substitui o conceito de "doença" (*illness*) por "transtorno mental" (*mental disorder*), o qual figura no título do manual desde a primeira edição. No entanto, é a partir da terceira edição até a mais recente, o DSM-5, que o manual assim define o conceito, denotando determinada continuidade da racionalidade psiquiátrica:

> [...] transtornos mentais são concebidos como síndromes ou padrões comportamentais ou psicológicos clinicamente importantes, que ocorrem num indivíduo e estão associados com sofrimento (p. ex., sintoma doloroso) ou incapacitação (p. ex., prejuízo em uma ou mais áreas importantes do funcionamento) ou com um risco significativamente aumentado de sofrimento,

Saúde mental, depressão e capitalismo

morte, dor, deficiência ou perda importante da liberdade. (APA, 2002, p.27-8)

É verdade que o próprio manual, assim como a CID-10, reconhece as deficiências do conceito de "transtorno mental", que é mantido, contudo, devido à ausência de outro conceito mais eficaz (*ibidem*, p.27; OMS, 1993, p.5).[14] Por isso, conceitos correlatos são utilizados para operacionalizá-lo, tais como sofrimento, descontrole, desvantagem, incapacitação, inflexibilidade, irracionalidade, padrão de síndrome, etiologia e desvio estatístico (APA, 2000, p.XXI). O interessante é notar que o conceito de doença está suspenso, ao menos temporariamente, uma vez que as versões consecutivas do manual explicitam como a ciência psiquiátrica permanece esperançosa em relação a um futuro revelador da fisiopatologia de todos os transtornos mentais, o que tornaria possível restituir à psiquiatria o uso do conceito de "doença" que havia coroado outrora seu nascimento médico e científico. Por ora, em vez de doença mental, trata-se de síndromes psiquiátricas constituídas por um conjunto sintomático e as quais os indivíduos possuem,

---

14 Cabe notar que a definição do conceito apresenta fatores comportamentais, psicológicos e biológicos como causas possíveis dos transtornos, em concordância com a pretensa abordagem ateórica que não tende para uma causalidade específica e preponderante. Além disso, o manual ressalva que o conceito não deve ser aplicado quando o indivíduo reage de modo culturalmente aceito a determinado evento, como ocorre com o sentimento de tristeza intensa desencadeado diante da morte de um ente querido. Veremos como os critérios diagnósticos da depressão, ao desconsiderarem o contexto dos sintomas – ainda mais no DSM-5, que reduz a duração do luto normal –, contradizem tal assertiva.

171

embora não os classifiquem.[15] Reordenando o conteúdo psicopatológico, o conceito de transtorno mental (*mental disorder*) constitui um operador evidente da função política que a psiquiatria exerce em termos de normalização e de governo de conduta, visto que sua definição ocorre a partir da transformação e da perturbação do que é concebido como "*order*". Nesse sentido, Pereira (2013) afirma que a classificação diagnóstica, sobretudo em psiquiatria, é sempre política, na medida em que aventa determinada visão de mundo, de sociedade e de homem. Questionando a ordem social (*social order*) que fundamenta o

---

15 Na introdução da terceira e da quarta edições, o DSM adverte que se destina a classificar os transtornos que as pessoas apresentam, e não o que elas são (APA, 1980, p.6; 1989, p.XXIII; 2000, p.21; 2002, p.28). Por essa razão, o manual utiliza expressões perifrásticas como "um indivíduo com esquizofrenia", em substituição a "um esquizofrênico", por exemplo. Por um lado, tal formulação colabora com o projeto da saúde mental de desestigmatizar as pessoas que sofrem com transtornos mentais; não à toa, advertência semelhante figura também no *Relatório sobre a saúde no mundo 2001*, da OMS (2001, p.47). Por outro lado, podemos interpretá-la como indício de uma concepção molecular do transtorno mental que opera desde a classificação e o diagnóstico até o tratamento, cada vez mais individualizado com ações específicas no cérebro, ao menos teoricamente. Em linhas gerais, a concepção molecular em psiquiatria subtrai a dimensão molar do sujeito e de sua história para se voltar à especificidade do funcionamento biológico e à manifestação sintomática. A concepção atual de depressão como desequilíbrio neuroquímico, especialmente do neurotransmissor serotonina, constitui uma evidência de tal molecularização que descontextualiza os sintomas e se dirige ao mecanismo cerebral da patologia. Destaquemos desde já que a eliminação do sujeito em sua totalidade (dimensão molar) é alvo de uma crítica recorrente ao novo paradigma instaurado pelo DSM-III e vigente até os dias atuais.

Saúde mental, depressão e capitalismo

conceito médico de *mental disorder*, o psiquiatra e psicanalista brasileiro mostra como é que as exigências intrínsecas ao discurso da saúde mental – tais como autonomia, autorrealização, responsabilidade, desempenho e otimização das capacidades – a constituem.

A quarta inovação apresentada pelo DSM-III é a avaliação multiaxial, que almeja favorecer uma abordagem diagnóstica mais abrangente, sistemática e complexa em diferentes contextos clínicos, de ensino e de pesquisa. O objetivo principal dessa avaliação baseada em cinco eixos reside na aplicação do modelo biopsicossocial. *Grosso modo*, os transtornos mentais são contemplados nos eixos I e II, sendo o primeiro voltado aos transtornos clínicos que os indivíduos *têm* e o segundo destinado aos transtornos da personalidade, que se aproximam do modo de ser dos indivíduos, em virtude da duração não episódica. O DSM-IV-TR ressalva, contudo, que tal separação não implica que a patogênese e o tratamento dos diferentes transtornos dos eixos I e II devam ser diferenciados. O eixo III envolve as condições médicas gerais que podem ser potencialmente relevantes para a compreensão do transtorno mental do indivíduo. Nesse ponto, o manual reitera a seguinte advertência, que já consta na introdução do documento e que pretende superar a dicotomia entre físico e psíquico: a divisão entre os eixos I, II e III não significa que os transtornos mentais não contenham uma dimensão biológica e física, assim como não implica que uma condição médica geral não estabeleça relação com fatores e processos psíquicos, sociais e comportamentais. O eixo IV, por sua vez, objetiva relatar problemas psicossociais e ambientais que podem influenciar o diagnóstico, o tratamento e o prognóstico dos transtornos mentais. Por fim, a "Avaliação Global do Funcionamento" — que estabelece um *continuum* hipotético entre a saúde e a doença mental, com pontuação de 100 a 0 — constitui o eixo V, que tem como finalidade avaliar o funcionamento psicológico, social e ocupacional do indivíduo, bem como a gravidade dos sintomas (cf. APA, 2002, p.60-6).

Vigente desde o DSM-III, a avaliação multiaxial é, porém, suprimida no DSM-5, sob justificativa de que tal procedimento, apesar de utilizado por agências de seguro e governamentais, não era obrigatoriamente solicitado pelo DSM-IV-TR. Assim, baseando-se na afirmação da versão anterior que assinala a relação recíproca entre o mental e o físico, o DSM-5 simplifica a prática diagnóstica agrupando os eixos I, II e III. Não obstante a relevância do eixo IV, o DSM-5 identifica sua subutilização prática, razão pela qual o documento dispensa a formulação de uma avaliação específica para se servir de códigos da CID-09 e da CID-10, os quais são utilizados amplamente pelas ciências médicas para avaliar estressores psicossociais. O eixo V, por fim, é excluído do manual por diversos motivos, tais como sua "falta de clareza conceitual" e sua "psicometria questionável na prática rotineira" (*idem*, 2013, p.16). De forma análoga à substituição do eixo anterior, o DSM-5 sugere para estudos adicionais a escala de avaliação da OMS denominada *WHO Disability Assessment Schedule* (WHODAS), igualmente empregada em toda a medicina para alcançar uma medida global de incapacitação, o que constituía o objetivo do eixo V. Procedendo assim, tudo se passa como se a racionalidade psiquiátrica contemporânea atuasse não apenas de maneira científica — considerando que tais modificações se apoiam em análise bibliográfica e testes de campo rigorosos, como assegura o manual —, mas também estratégica, de modo

Saúde mental, depressão e capitalismo

a tentar eliminar o epíteto "especial" que ainda a estigmatiza diante das outras ciências médicas.

* * *

É por meio da instauração desse novo paradigma em psiquiatria que a concepção de depressão baseada na dicotomia neurose-psicose e/ou reativa-endógena cede lugar à abordagem sindrômica que pretende descontextualizar os sintomas e desconsiderar a etiologia, padronizando a prática diagnóstica. Para uma clínica sindrômica, portanto, não importa mais – ao menos em tese – se os transtornos depressivos são endógenos, exógenos ou psicogênicos. Na prática, porém, o declínio da tripartição etiológica sugere uma relativa indiferença em relação ao sujeito, que não precisa mais ser investigado em sua dimensão histórica, uma vez que a ação neuroquímica e molecular de antidepressivos diversos visa especialmente recobrir o *déficit* de neurotransmissores, que operam como causalidade latente independentemente das circunstâncias desencadeadoras do transtorno.

É verdade que a causalidade biológica da depressão ainda não é manifesta, visto que a síndrome prescinde até nossos dias de marcadores biológicos efetivos.[16] Entretanto, a concepção

---

16 Há, contudo, indicadores biológicos não específicos, tais como anormalidades do sono encontradas por meio de polissonografia, desregulação de sistemas de neurotransmissores (serotonina, norepinefrina, dopamina, acetilcolina e ácido gama-aminobutírico), alterações de neuropeptídios, de hormônios e de fluxo sanguíneo cerebral. Todavia, como as versões mais recentes do próprio ma-

Elton Corbanezi

atual e hegemônica de depressão como desequilíbrio neuro-químico se baseia no que se convencionou designar "prova terapêutica". Tal operação consiste em aferir a causalidade da patologia a partir do efeito de antidepressivos como os Inibidores Seletivos de Recaptação de Serotonina (ISRS), os Tricíclicos e os Inibidores de Monoamina Oxidase (IMAO). Isto é, se a eficácia do mecanismo de ação de antidepressivos reside no aumento de disponibilidade de serotonina, noradrenalina e dopamina para receptores pós-sinápticos, é o *deficit* de tais neurotransmissores – especialmente da serotonina – que constitui, por decorrência, a causalidade da síndrome. Daí a ideia de que são os antidepressivos que definem a depressão. Para evidenciar essa operação que a psiquiatria biológica atual realiza, Pignarre (2003) formula o conceito de *"petite biologie"*, que indica a função epistemológica que o psicofármaco cumpre diante da ausência de marcadores biológicos da depressão. Para tal procedimento a um só tempo estratégico e equivocado da psiquiatria biológica – a transformação do mecanismo de ação das moléculas em explicação da depressão –, só poderia restar o qualificativo de *"petite biologie"*, cuja função específica na indústria farmacêutica consiste em produzir novos psicofármacos que serão sempre os penúltimos no mercado, argumenta

---

nual asseguram, tais evidências são insuficientes para constituir a fisiopatologia específica da depressão (APA, 2002, p.351-2; 2013, p.165). Procurando marcadores biológicos da depressão, a psiquiatria contemporânea parece dar continuidade ao princípio hipocrático que relacionava a melancolia a um substrato fisiológico, a saber, a quantidade e a qualidade da bile negra. A esse respeito, ver Aristóteles (1998), especialmente a introdução elaborada por Jackie Pigeaud.

Saúde mental, depressão e capitalismo

convincentemente Pignarre *(ibidem)*.[17] Associada ao desenvolvimento da psicofarmacologia, a psiquiatria contemporânea – "ateórica" e "descritiva" – apresenta o seguinte paradoxo: ao mesmo tempo que se define pela ausência de marcadores biológicos, como ainda se lê na versão mais recente do DSM, sua prática clínica crê na existência deles (APA, 2013, p.21). Diante disso, deve-se notar de partida como a abordagem ateórica da depressão preconizada desde o DSM-III implica uma prática clínica e terapêutica que indica a parcialidade da concepção: em vez de problema existencial, a depressão se reduz a uma disfunção neuroquímica.[18]

Mas de que modo, afinal, os transtornos depressivos são apresentados e descritos desde o DSM-III? Na versão de 1980, os transtornos depressivos constituem três categorias diagnósticas agrupadas na classe "Transtornos afetivos" *(Affective disorders)*, a saber: "depressão maior", "transtorno distímico" ou – como figura entre parênteses ao lado desta expressão –

---

17 O documentário *The Marketing of Madness: Are We All Insane?* (2009) mostra, de forma denunciativa, a lógica de sobreposição e de substituição constante de psicotrópicos desde a invenção da psicofarmacologia nos anos 1950. Como as datas evidenciam, a cultura das drogas legais é anterior ao DSM-III (cf. Horwitz; Wakefield, 2010, p.218-9).

18 Aludindo à propaganda direta de antidepressivos ao consumidor, que é permitida em países como os EUA, a capa original do livro *The Loss of Sadness*, de Horwitz e Wakefield, mostra um *outdoor* com a seguinte mensagem, que ilustra a hegemonia de tal concepção: "Depression is a flaw in chemistry, not character. For free information call 1-800 829 828". A imagem pode ser conferida em: http://books.google.com.br/books/about/The_Loss_of_Sadness_How_Psychiatry_Trans.html?id=oWmtN3wSJmoC&redir_esc=y.

"neurose depressiva" e "depressão atípica", que se torna, a partir do DSM-III-R, "transtorno depressivo sem outra especificação" (SOE). Na versão revisada de 1987, o DSM-III-R, a classe que reúne os transtornos depressivos recebe a designação "mais descritiva" de "transtornos de humor" (*mood disorders*) (APA, 1989, p.441), a qual agrupa ainda os transtornos bipolares e permanece até o DSM-IV-TR, publicado em 2000. No tocante aos transtornos depressivos, tal classe apresenta as já mencionadas categorias diagnósticas: "depressão maior", "distimia" e "transtorno depressivo SOE". É apenas no DSM-5 que os transtornos depressivos e os transtornos bipolares são separados, tornando-se classes distintas com suas respectivas nomeações e com categorias diagnósticas próprias.

Considerando a relativa continuidade da racionalidade psiquiátrica ocidental nessas sucessivas versões do manual, detenhamo-nos na forma como os transtornos depressivos são apresentados e descritos no DSM-IV-TR. É que, ao lado da CID-10, a quarta versão do manual da APA embasa conceptualmente a afirmação oficial da OMS de que a depressão constitui em nossos dias, em todo o mundo, a principal causa de incapacidade e uma das mais destacadas cargas patológicas (OMS, 2001, p.53-8).[19] Apesar da delimitação, mencionaremos as mu-

---

19 No relatório em questão, lê-se a seguinte constatação em forma de alerta: "Considerando apenas o componente incapacidade da carga, as estimativas da CGD [Carga Global de Doenças] 2000 mostram que as afecções mentais e neurológicas respondem por 30,8% de todos os anos vividos com incapacidade (AVI). De fato, a depressão causa a maior proporção de incapacidade, representando quase 12% do total. [...] Embora essas estimativas demonstrem claramente o muito elevado nível atual da carga resultante da depressão,

Saúde mental, depressão e capitalismo

danças mais significativas em relação às outras edições, destacando sobretudo o modo como os transtornos depressivos são compreendidos na versão mais recente do manual, o DSM-5, que funciona como vetor de desenvolvimento da nosologia psiquiátrica contemporânea.

No DSM-IV-TR, a classe "Transtornos do humor" envolve as seguintes perturbações: transtornos depressivos, transtornos bipolares e dois transtornos baseados na etiologia, sendo um devido a uma condição médica geral (por exemplo, depressão decorrente de hipotireoidismo) e outro induzido por substância (por exemplo, droga de abuso, medicamento, toxina). A fim de mostrar como o manual territorializa diferentes experiências no conceito extenso de depressão, analisemos as seguintes classificações: "transtorno depressivo maior", "distimia" e "transtorno depressivo sem outra especificação", no

---

as perspectivas para o futuro são ainda mais sombrias. Até 2020, se persistirem as tendências atuais da transição demográfica e epidemiológica, a carga da depressão subirá a 5,7% da carga total de doenças, tornando-se a segunda maior causa de AVAI [Anos de vida ajustados por incapacitação] perdidos. Em todo o mundo, somente a doença isquêmica cardíaca a suplantará em AVAI perdidos em ambos os sexos. Nas regiões desenvolvidas, a depressão é que terá então mais peso na carga de doenças". Porém, como assinalamos, em relatório de 2008 a OMS projeta que, em 2030, a depressão tornar-se-á a maior carga de doenças no mundo, ultrapassando tanto a doença isquêmica cardíaca quanto consequências de acidentes de trânsito e doenças cerebrovasculares (OMS, 2008, p.51). Uma pesquisa epidemiológica transnacional realizada em conjunto com a OMS e publicada em 2011 corrobora a informação de que a depressão, segundo a concepção do DSM-IV, é uma das principais causas de incapacidade em todo o mundo, como revelam os dados relativos a países de alta, média e baixa renda (Bromet *et al.*, 2011).

qual se incluem as categorias indicadas para estudos adicionais, tais como "transtorno disfórico pré-menstrual", "transtorno depressivo menor" e "transtorno depressivo breve recorrente".

A categoria principal é o transtorno depressivo maior, cujas características são humor deprimido e/ou anedonia somados a uma lista de sintomas como alterações no apetite ou peso, insônia ou hipersonia, agitação ou retardo psicomotor, fadiga ou diminuição da energia, sentimentos de inutilidade ou culpa, dificuldades para pensar, se concentrar ou tomar decisões, pensamentos recorrentes sobre morte ou ideação suicida, planos ou tentativas de suicídio. Para a consumação diagnóstica, é preciso que o paciente apresente, no mínimo, um dos dois sintomas nucleares (humor deprimido e/ou anedonia) mais quatro sintomas adicionais durante pelo menos duas semanas (critério A). O DSM-IV-TR apresenta ainda outros quatro critérios diagnósticos, entre os quais destacamos dois que são inéditos em relação ao DSM-III-R. Os outros dois critérios (B e D) postulam o seguinte, respectivamente: os sintomas não satisfazem os critérios para um episódio misto, que configura um tipo de transtorno bipolar, e os sintomas não decorrem de efeitos fisiológicos diretos de substâncias ou de uma condição médica geral.

O primeiro a ser enfatizado (critério C) é que os sintomas devem causar "sofrimento clinicamente significativo ou prejuízo no funcionamento social ou ocupacional ou em outras áreas importantes do indivíduo" (APA, 2002, p.355). Como se vê, tal critério estabelece absoluta conformidade com a função operacional do conceito de transtorno mental, cuja definição é o sofrimento e a disfunção ou prejuízo na capacidade de desempenho nas relações ocupacionais, sociais, interpessoais e fami-

Saúde mental, depressão e capitalismo

liares. De acordo com a tese de Horwitz e Wakefield (2010), esse critério de transtorno é especialmente problemático no caso da depressão, uma vez que tanto o sofrimento quanto o prejuízo funcional, social ou ocupacional podem decorrer de situações críticas de perdas às quais o indivíduo reage com tristeza intensa, fadiga e insônia, entre outros sintomas depressivos que, contextualizados, não poderiam ser considerados patológicos. A outra adição significativa em relação ao DSM-III-R é o critério E, que inviabiliza o diagnóstico caso os sintomas sejam provenientes de luto no período de dois meses. Embora o DSM-III-R já ressaltasse que "a perturbação não é uma reação normal à morte de uma pessoa amada" (APA, 1989, p.238), essa versão não especificava a duração do luto normal, como estabelece a edição subsequente.

A polêmica em torno da exclusão do critério relativo ao luto no DSM-5 é digna de nota. Não obstante a premissa do atual paradigma psiquiátrico de desconsiderar, em parte significativa dos casos, a etiologia e o contexto dos sintomas, a quarta versão do manual orienta o clínico a julgar como normais os sintomas decorrentes de luto, "a menos que estejam associados com acentuado prejuízo funcional ou incluam preocupação mórbida com desvalia, ideação suicida, sintomas psicóticos ou retardo psicomotor" (*idem*, 2002, p.351). Como se sabe, o DSM-5 eliminou esse único critério de exclusão diagnóstica em contextos de perda, reduzindo a normalidade dos sintomas presentes no luto para apenas duas semanas, que é a duração limite para que sintomas depressivos ainda não configurem um transtorno psiquiátrico. Todavia, em vez de uma simples exclusão, como o fato se disseminou por diferentes meios de comunicação, o DSM-5 apresenta duas passagens que sugerem cautela clínica na avaliação dos sintomas, de modo a não os confundir com reação de tristeza intensa normal. A primeira observação, que figura no corpo do texto, menciona os contextos de perda (*loss*) para além da morte da seguinte maneira:

> Respostas a perdas [*loss*] significativas (ex.: mortes [*bereavement*], ruína financeira, perdas [*losses*] advindas de um desastre natural, uma deficiência ou doença médica grave) podem incluir os sentimentos de tristeza intensa, ruminação sobre a perda, insônia, falta de apetite e perda de peso observados no Critério A e que podem se parecer com um episódio depressivo. *Embora tais sintomas possam ser compreendidos ou considerados apropriados à perda, a presença de um episódio depressivo maior, aliada à resposta normal a uma perda significativa, deve ser também considerada cuidadosamente.* Essa inevitável decisão requer o exercício de julgamento clínico baseado na história do indivíduo e nas normas culturais para a expressão do sofrimento no contexto de perdas. (APA, 2013, p.161, grifo nosso)

Na sequência, uma nota de rodapé extensa prossegue o raciocínio, advertindo especificamente para a diferenciação clássica estabelecida desde Freud (2011) entre luto normal (*grief*) e sintomas patológicos.[20] Apesar da distinção rigorosa que a

---

20 Eis a nota em que o DSM-5 diferencia sintomas normais de luto de um episódio depressivo maior: "Distinguindo luto [*grief*] de um episódio depressivo maior (MDE, na sigla em inglês), é útil considerar que no luto o afeto predominante são sentimentos de vazio e perda, enquanto no MDE persiste o humor deprimido e a incapacidade de prever alegria ou prazer. A disforia no luto provavelmente diminui em intensidade ao longo de dias ou semanas e ocorre em ondas, chamadas dores do luto. Tais ondas tendem a associarem-se

Saúde mental, depressão e capitalismo

nota de rodapé apresenta, é preciso considerar que a rapidez com que clínicos gerais diagnosticam no contexto de cuidados primários em saúde, em que se enquadra a maioria dos casos mais brandos de depressão, pode torná-la inútil e até mesmo imperceptível. É o que, de alguma forma, já alertara Allen Frances (2010; 2012a; 2012b; 2013), travando uma batalha insistente contra a exclusão do critério relativo ao luto no DSM-5, que permaneceu aberto para escrutínio público durante sua preparação. De acordo com o psiquiatra que presidiu a Força-Tarefa do DSM-IV, nem mesmo os melhores clínicos treinados seriam capazes, fazendo uso do bom senso diagnóstico, de distinguir sintomas normais de luto de depressão amena, como defendem os responsáveis pelo DSM-5 (*idem*, 2013).

com pensamentos ou recordações do falecido. O humor deprimido do MDE é mais persistente e não está preso a pensamentos e preocupações específicas. A dor do luto pode estar acompanhada por humor e emoções positivas que não são características da miséria e da tristeza generalizada que caracteriza o MDE. O conteúdo do pensamento associado com luto apresenta geralmente uma preocupação com pensamentos e memórias do falecido, ao invés da autocrítica ou das ruminações pessimistas encontradas no MDE. No luto, a autoestima é geralmente preservada, ao passo que no MDE sentimentos de inutilidade e autoaversão são comuns. Se a ideação autodepreciativa está presente no luto, ela envolve tipicamente fracassos percebidos em relação ao falecido (por exemplo, não tê-lo visitado com frequência suficiente, não ter dito ao falecido o quanto ele ou ela era amado/a). Se o indivíduo enlutado pensa na morte e em morrer, tais pensamentos são focados geralmente no falecido e na possibilidade de juntar-se a ele, enquanto no MDE tais pensamentos são voltados ao final da própria vida em função de sentimentos inúteis, indignos de vida e incapazes de aguentar a dor da depressão" (APA, 2013, p.161).

Mobilizando críticos como Wakefield, Cacciatore e Friedman, o psiquiatra norte-americano chama a atenção para a ausência de evidências científicas que sustentem *validamente* a redução da duração do luto normal, ao mesmo tempo que denuncia o interesse da indústria farmacêutica, pronta a "educar" clínicos e pacientes potenciais afirmando que a duração acima de quatorze dias de sintomas comuns de luto constitui *confiavelmente* um episódio depressivo maior.

Sob risco de reduzir a credibilidade científica e médica do manual, uma decisão como essa fortalece, no entanto, o prognóstico sombrio da OMS, dado o aumento expressivo da quantidade de diagnósticos falso-positivos que o novo conceito de depressão deve ocasionar.[21] Porém, a fabricação da ideia de epidemia depressiva pode resultar não apenas do excesso de diagnósticos potencialmente incorretos que provêm, no con-

---

21 De acordo com Horwitz e Wakefield (2010, p.45-8), o luto constitui o único caso de reação à perda em que o DSM-IV considera corretamente o contexto dos sintomas depressivos. Com base em estudos diversos, os autores mostram como a inexistência de tal cláusula, que desaparece efetivamente no DSM-5, implicaria, de modo incontornável, uma altíssima incidência de depressão: "Se o luto não fosse excluído do DSM, entre um terço e metade dos enlutados poderiam ser diagnosticados com transtorno depressivo no primeiro mês após a morte. Entre aqueles que perderam o cônjuge, a maioria dos estudos indica que entre 20% e 40% — em alguns estudos esse percentual é superior a 50% — experimentam sintomas tão intensos quanto os presentes no Transtorno Depressivo Maior durante os primeiros meses. Considerando-se a reação de pais diante da morte de filhos ou a reação de adolescentes diante da morte dos pais, esses índices são ainda mais altos — e os sintomas depressivos são mais intensos e mais duradouros que aqueles que surgem com a morte do cônjuge" (*ibidem*, p.46).

Saúde mental, depressão e capitalismo

texto clínico, do afrouxamento dos já muito soltos critérios diagnósticos que definem a depressão;[22] tal ideia alarmante é também apresentada e divulgada por meio de pesquisas epidemiológicas, cujos questionários são comumente aplicados por leigos treinados a desconsiderar o contexto dos sintomas, que serão depois contabilizados impessoalmente e de forma computadorizada, como mostram Horwitz e Wakefield (2010, p.147-69), para os quais o *boom* da depressão a partir dos anos 1970 e 1980 se deve sobretudo ao modo como a síndrome passou a ser concebida e diagnosticada para além do contexto hospitalar. Ora, do ponto de vista lógico, não há dúvida de que a mudança nas determinações do conceito de depressão modifica sua extensão. Para Pierre Fédida (2002, p.179-80), já antes da alteração relativa ao luto, a depressão se configura como uma "quase-noção" – sem consistência nosográfica, vagamente descritiva e possivelmente em vias de extinção – em

---

22 Não sem ironia, afirma Frances (2013): "Em sua tentativa zelosa de nunca perder nenhum paciente possível, o DSM-5 endossa ainda mais o afrouxamento [*loosening*] do que já são os critérios muito soltos [*too loose*] para depressão – portanto, etiquetando erroneamente o luto e ferindo potencialmente muitos milhões de enlutados". Em vez de cuidar de centenas de milhões de enlutados, insta o psiquiatra, o campo da saúde mental deveria voltar sua atenção àqueles que efetivamente necessitam de cuidados médicos psiquiátricos. Na seção "Une impossible définition", Ehrenberg (1998, p.82-4) mostra a dificuldade de precisar o que é a depressão – que envolve sintomas tão cotidianos como insônia e fadiga – segundo psiquiatras notórios, como Herman van Praag, precursor da hipótese serotoninérgica no fim dos anos 1960. Diante da imprecisão e da heterogeneidade que persistem quarenta anos após a descoberta – ou invenção – de antidepressivos, "a psiquiatria pena para produzir uma teoria da depressão", constata Ehrenberg (*ibidem*, p.83).

virtude da grande extensão prática do conceito e sua inevitável banalização, que produz a epidemia depressiva. Portanto, ainda que haja uma nota advertindo cautela médica e bom senso no julgamento clínico, a dignidade humana do luto normal se torna refém de diferentes Simões Bacamartes que podem interpretá-la segundo seus próprios interesses e perspectivas.

Outra categoria diagnóstica que integra os transtornos depressivos é a distimia. Apresentada inicialmente no DSM-III, essa perturbação se caracteriza pela cronicidade e menor intensidade e quantidade de sintomas depressivos. Para satisfazer os critérios diagnósticos da distimia segundo o DSM-IV, o indivíduo deve apresentar humor deprimido persistente durante dois anos, no mínimo, mais pelo menos dois sintomas de uma lista que contém alterações no apetite, no sono, fadiga ou baixa de energia, baixa autoestima, baixa concentração, dificuldade para tomar decisões e sentimentos de desesperança; em crianças e adolescentes, em vez de deprimido, o humor pode ser irritável — tal como pode se apresentar também no transtorno depressivo maior — e a duração se reduz para um ano (Critérios A e B). Ademais, é necessário que, durante os dois anos, os sintomas não tenham remitido mais do que dois meses nem satisfaçam os critérios diagnósticos de transtorno depressivo maior, que seria especificado então como "crônico" (Critérios C e D). Da mesma forma que os critérios para transtorno depressivo maior, não deve haver sintomas de episódio misto, maníaco, hipomaníaco ou de outros transtornos, tampouco serem atribuídos a efeito fisiológico direto de qualquer substância ou devidos a uma condição médica geral (Critérios E, F e G). Por último, o DSM-IV adverte igualmente que os sintomas devem causar sofrimento clinicamente significativo ou prejuízo no funcionamento em alguma área importante da vida do in-

Saúde mental, depressão e capitalismo

divíduo. Deve-se registrar que no DSM-III, que desmembra a "neurose depressiva" da versão anterior em "depressão maior", "transtorno distímico" e "transtorno do ajustamento com humor deprimido", a distimia se caracterizava pela presença de humor deprimido e/ou anedonia mais três sintomas de uma lista de treze (APA, 1980, p.220-3). A redução para apenas dois sintomas adicionais estabelecida pelo DSM-III-R e mantida no DSM-IV pode indicar a tendência gradativa do manual de capturar experiências cada vez mais tênues de sofrimento, patologizando-as.

No DSM-5, a distimia se torna, junto com o transtorno depressivo maior crônico, transtorno depressivo persistente (*idem*, 2013, p.168-71). Em virtude da unificação de ambas as nomenclaturas, uma das exigências da nova categoria diagnóstica é apresentar os critérios para transtorno depressivo maior por dois anos, continuamente. Desse modo, a categoria encerra duas formas de depressão crônica, tanto com maior quanto com menor quantidade de sintomas.

Valendo-se da distimia como exemplo privilegiado para evidenciar a extensão da ação da psiquiatria biológica no tecido social, Henning (2000) chama a atenção para um aspecto controverso da categoria: sua proximidade com os transtornos da personalidade, que constituem o eixo II da avaliação multiaxial vigente no DSM-IV.[23] É que, insidiosa, a distimia apresenta normalmente início precoce, curso crônico e intensidade menor, fazendo-se confundir com o modo de existência do indi-

---

23 É necessário assinalar que a categoria "transtorno da personalidade depressiva" consta no apêndice em que o DSM-IV indica categorias que precisam de estudos adicionais para a incorporação na nosologia oficial. Na seção dedicada ao diagnóstico diferencial dessa categoria,

187

víduo, que muitas vezes não se reconhece doente.[24] É o que o próprio manual da APA afirma diante de um possível caso de distimia: "Quando o Transtorno Distímico tem uma duração de muitos anos, fica difícil distinguir a perturbação do humor do funcionamento 'habitual' da pessoa" (APA, 2002, p.375).

Desde o DSM-III, porém, o transtorno distímico integra o eixo I, que é constituído por síndromes clínicas que os indivíduos possuem, como vimos anteriormente. Ressaltando essa ambiguidade intrínseca ao transtorno, Henning (2000, p.127-9) mostra como a distimia constitui um caso patente do que já mencionamos por meio da tese de Pignarre (2003): tal perturbação corrobora a ideia de que os psicofármacos determinam não apenas a invenção de algumas categorias diagnósticas como também o lugar que elas devem ocupar na nosologia psiquiátrica oficial. É que a distimia, mostra a pesquisadora a partir de uma análise crítica do livro *Distimia: Do mau humor ao mal do humor* (Moreno *et al.*, 2010), tornou-se uma síndrome clínica

---

encontra-se a seguinte observação: "A utilidade da distinção entre o transtorno da personalidade depressiva e o Transtorno Distímico ainda é controvertida" (APA, 2002, p.737). Tal afirmação sinaliza a efetiva proximidade entre a distimia e os transtornos da personalidade que constituem o eixo II do manual. É provável que a semelhança entre as duas categorias justifique o desaparecimento absoluto do "transtorno da personalidade depressiva" no DSM-5, como se a nova nomenclatura "transtorno depressivo persistente" a englobasse.

24 Sabe-se que uma característica fundamental para distinguir o normal e o patológico em psiquiatria, quando a razão do indivíduo não está comprometida, é o autodiagnóstico, já que o indivíduo experimenta por conta própria o que define o conceito de transtorno mental, a saber, o sofrimento e a disfunção. Nesse sentido, o caso de William Styron nos parece exemplar.

Saúde mental, depressão e capitalismo

pertencente ao eixo I sobretudo em função da experiência bem-sucedida com antidepressivos.[25] Relativizando a "importância" de se conceber a distimia como um transtorno do eixo I, como insistem os autores do livro, subscrevendo a racionalidade do DSM, a pesquisadora nos auxilia a perceber como por trás da patologização reside uma estratégia de produção da eficiência. Com efeito, talvez não seja despropositado afirmar que, ao mesmo tempo que insta o indivíduo a se realizar constantemente em diferentes domínios da vida social, o imaginário da cultura ocidental – apreendido por nós mediante a nosologia psiquiátrica da depressão – tende a reduzir sua tolerância em relação à experiência tênue com certos sintomas que, a partir de determinado limite estabelecido quantitativamente, são avaliados como patológicos e desvalorizados socialmente. Parafraseando um aforismo lapidar do antropólogo Marshall Sahlins, diríamos que o efeito esperado para uma sociedade que concebe a vida exclusivamente como busca de felicidade e de autorrealização só pode ser a infelicidade e o fracasso crônicos.[26] Assim,

---

25 Eis o que os psiquiatras Nardi e Cordás escrevem na versão de 1997 do livro em questão: "A melhor definição fenomenológica, genética e a resposta terapêutica aos antidepressivos e estabilizadores do humor foram decisivos para a mudança taxonômica desses quadros dos transtornos de personalidade para os transtornos de humor" (Nardi; Cordás *apud* Henning, 2000, p.129). Da mesma forma, Ehrenberg (1998, p.214-5) discorre a propósito do sucesso dos ISRS (Inibidores Seletivos de Recaptação de Serotonina) na administração dos sintomas duradouros da distimia.

26 É com as seguintes palavras que o antropólogo norte-americano enuncia sua sentença: "Um povo que concebe a vida exclusivamente como busca da felicidade só pode ser cronicamente infeliz" (Sahlins, 2004, p.23).

não é difícil perceber como a depressão, mesmo em sua forma branda e quase inofensiva, apresenta-se como problema epidêmico e grave para o imaginário sociocultural que constitui concretamente o discurso positivo e político da saúde mental. Mas são ainda outras categorias diagnósticas que podem fundamentar nossa assertiva, mostrando a função de captura que o DSM é capaz de exercer em relação a experiências depressivas mais cotidianas. Tais categorias se encerram na nomenclatura "transtorno depressivo sem outra especificação", cuja correspondência na CID-10 se dá mediante a indicação para aplicar o termo "não especificado" em diferentes categorias como "episódio depressivo", "transtorno depressivo recorrente" e "transtorno persistente do humor (afetivo)" (OMS, 1993, p.122, 126, 128). Ampla, incerta e delegada à arbitrariedade médica, a terminologia permite ao clínico o diagnóstico de qualquer experiência que não satisfaça os critérios de outros transtornos depressivos, assim como envolve, de forma mais específica, diferentes categorias para as quais o manual solicita estudos adicionais. Entre elas, destacamos o transtorno depressivo menor, o transtorno depressivo breve recorrente e o transtorno disfórico pré-menstrual.[27]

---

27 Não ressaltamos o "transtorno misto de ansiedade e depressão" – que consta efetivamente na CID-10 – porque essa categoria que envolve dois polos sintomáticos centrais da ação psiquiátrica atual deve ser diagnosticada oficialmente como "transtorno de ansiedade sem outra especificação", em vez de "transtorno depressivo sem outra especificação". Outrossim, não destacamos o "transtorno da personalidade depressiva", que também figura no Apêndice B do DSM-IV, já que tal quadro clínico é diagnosticado como "transtorno da personalidade sem outra especificação". De todo modo, como já sublinhamos, o

Saúde mental, depressão e capitalismo

A característica essencial do transtorno depressivo menor é a apresentação reduzida de sintomas e de prejuízo funcional em relação ao transtorno depressivo maior. Embora solicite a mesma duração de sintomas idênticos à lista que constitui um dos critérios diagnósticos da depressão maior, o transtorno proposto exige apenas dois sintomas depressivos, entre os quais deve constar pelo menos um nuclear, a saber, humor deprimido e/ou anedonia. Diferenciando-se da categoria principal de depressão em termos de quantidade e intensidade dos sintomas, o próprio DSM-IV-TR reconhece que "[o]s sintomas que satisfazem esses critérios para pesquisas para transtorno depressivo menor podem ser difíceis de diferenciar de *períodos de tristeza* que fazem parte da vida cotidiana" (APA, 2002, p.726, grifo no original).[28] É que, como já observamos, a lista apresenta sintomas comuns, como insônia, fadiga e dificuldade para tomar decisões, entre outros que também se destacam por sua complexidade e gravidade, como retardo psicomotor e ideação

---

transtorno da personalidade depressiva se aproxima da distimia em virtude das características depressivas duradouras que constituem a personalidade do indivíduo.

28 O grifo em "períodos de tristeza" no original indica a necessidade de o clínico considerá-los normais, conforme as orientações estabelecidas em "diagnóstico diferencial", em que se nota sempre a pletora de cruzamentos entre diversos transtornos mentais e a consequente dificuldade de diferenciá-los. Não obstante a advertência, o manual ressalva que, mesmo quando os sintomas decorrentes de períodos de tristeza não satisfazem os critérios diagnósticos de nenhum transtorno depressivo em termos de duração e intensidade, o clínico usufrui de absoluta liberdade, conquistada por sua competência técnica, para diagnosticar "transtorno depressivo sem outra especificação" (cf. APA, 2002, p.354).

suicida. De todo modo, a existência de apenas um sintoma comum associado a humor deprimido ou a perda de interesse ou prazer em atividades cotidianas seria suficiente para o diagnóstico de transtorno depressivo menor. Daí o próprio manual afirmar que, embora a prevalência desse transtorno não esteja definida, ela "pode ser relativamente comum" (*ibidem*, p.725). Conquanto a existência do transtorno depressivo menor esteja igualmente determinada por sofrimento ou prejuízo, o documento adverte que "em alguns indivíduos pode haver um funcionamento quase normal", ainda que à custa de esforço adicional significativo.

Já figurando efetivamente na CID-10 (OMS, 1993, p.129), o transtorno depressivo breve recorrente é proposto no DSM-IV como uma variável do transtorno depressivo maior em termos de duração. Para a ocorrência do transtorno, é preciso que a mesma quantidade de sintomas depressivos da categoria principal se manifeste pelo menos dois dias, uma vez por mês, no decurso de um ano. De forma análoga ao que é indicado para o transtorno depressivo menor, o manual adverte que o indivíduo pode apresentar, nesse caso, "funcionamento próximo ao normal", apesar do esforço acentuado que lhe pode ser igualmente solicitado.

De acordo com o DSM-IV-TR (APA, 2002, p.721-4), o transtorno disfórico pré-menstrual se caracteriza por humor acentuadamente deprimido e ansiedade, instabilidade afetiva e desinteresse marcantes. Embora distintos, os sintomas são comparáveis aos do transtorno depressivo maior, variando em termos de duração e não de gravidade, já que pode ocorrer apenas no período pré-menstrual. Ainda que diferencie a categoria proposta da "síndrome pré-menstrual", "bem mais comum",

Saúde mental, depressão e capitalismo

o manual reconhece o aspecto relativamente ordinário do transtorno entre as mulheres, que encerram, de maneira geral, a maior prevalência dos transtornos depressivos. Entre as categorias propostas para estudos adicionais que destacamos, o transtorno disfórico pré-menstrual é o único que se deslocou explicitamente para a nosologia oficial do DSM-5. Note-se que, assim como a distimia, o transtorno disfórico pré-menstrual se oficializou como categoria diagnóstica apenas após experiências bem-sucedidas com antidepressivos, especificamente com o hidrocloridrato de fluoxetina, uma molécula produzida inicialmente para depressões brandas e moderadas (cf. Rose, 2013, p.293-4). Entretanto, independentemente da decisão veiculada na versão mais recente do manual, todas as categorias propostas no DSM-IV, assim como outras condutas que não satisfaçam plenamente os critérios de qualquer transtorno depressivo, podem ser diagnosticadas como "sem outra especificação", visto que uma das finalidades do DSM é antes de tudo orientar o clínico – que goza de liberdade graças à sua competência técnica – a partir de um paradigma relativamente consensual, porém hegemônico, no campo da saúde mental e, em especial, da psiquiatria.

Como se vê, a categoria que anula a necessidade de especificação serve para capturar o que está *entre* transtornos definidos categoricamente. Já na introdução do DSM-IV-TR, assegura-se: "As categorias 'Sem Outra Especificação' servem para cobrir os não raros quadros que se encontram nos limites das definições específicas de cada categoria" (APA, 2002, p.25). Daí o motivo pelo qual o DSM-5 introduz parcialmente a abordagem dimensional, assim como substitui a categoria "sem outra especificação" por outras duas que exercem,

193

Elton Corbanezi

no entanto, a mesma função: "com outra especificação" e/ou "sem especificação". É que, segundo o DSM-5, a abordagem categorial seria menos capaz de "capturar" a gama completa de transtornos, a qual é "virtualmente ilimitada" (*idem*, 2013, p.19); apenas por isso o DSM-IV incitava à aplicação irrestrita do diagnóstico "sem outra especificação", constata o mais recente manual. Os exemplos oferecidos pelo DSM-5 para a aplicação das duas novas terminologias sugerem fortemente a permanência da função, bem como evidenciam de que forma categorias que não se deslocaram para a nosologia oficial do documento podem ser diagnosticadas na prática clínica. Entre outras especificações de que o clínico pode se valer, constam os seguintes exemplos: depressão breve recorrente, episódio depressivo de curta duração e episódio depressivo com sintomas insuficientes.[29]

---

29 Na classe "Transtornos depressivos" do DSM-5, figuram oito categorias diagnósticas oficiais, a saber: transtorno disruptivo da desregulação do humor (categoria inédita apresentada como alternativa ao excesso de diagnóstico de transtorno bipolar entre crianças); transtorno depressivo maior (que representa a "condição clássica" da classe, conforme expressão do próprio manual) (APA, 2013, p.155); transtorno depressivo persistente (que, como vimos, expressa a unificação da distimia e da depressão maior crônica); transtorno disfórico pré-menstrual (que se desloca, como já observamos, da seção do DSM-IV que solicita mais estudos para a classificação oficial); transtorno depressivo induzido por medicação ou substância; transtorno depressivo devido a outra condição médica; transtorno depressivo com outras especificações; e transtornos depressivos não especificados. Na seção em que se apresentam "condições para mais estudos", são relativas aos transtornos depressivos as seguintes categorias: episódio depressivo com pequena duração de hipomania e transtorno da perda complexa persistente. Como o nome indica,

Saúde mental, depressão e capitalismo

Embora não tenha se deslocado para a classificação oficial do DSM-5, como ocorreu com o transtorno disfórico pré--menstrual, a depressão breve recorrente é um exemplo de como o "Apêndice B: Conjunto de critérios e eixos propostos para estudos adicionais", do DSM-IV, funciona efetivamente na prática clínica, a despeito do objetivo primeiro do manual de destinar os transtornos que ali figuram tão somente à pesquisa. Inédito, o episódio depressivo de curta duração constitui, por sua vez, uma forma alternativa de diagnosticar o indivíduo que apresenta sintomas de depressão maior com duração insuficiente para tal classificação e de forma episódica, o que exclui a necessidade da recorrência que o primeiro exemplo abrange. Já o episódio depressivo com sintomas insuficientes solicita do indivíduo apenas um sintoma associado ao afeto deprimido durante duas semanas. É interessante notar que, tanto para esse caso como para o episódio depressivo de curta duração, o DSM-5 emprega o termo "afeto deprimido" (*depressed affect*), diferentemente de "humor deprimido" (*depressed mood*), utilizado para depressão breve recorrente e todas as outras categorias diagnósticas que constam da classe "transtornos depressivos" do documento. Como as sucessivas versões do manual definem,

---

a segunda categoria propõe distinguir o luto normal do patológico, o qual se concretizaria a partir da persistência de, no mínimo, doze meses de determinados sintomas severos após a perda de um ente querido; para crianças, a duração é reduzida para seis meses. Igualmente à nota em que o DSM-5 justifica a eliminação do critério do luto exigido antes pelo DSM-IV para o diagnóstico de depressão maior, o manual adverte que o transtorno da perda complexa persistente se diferencia daquela categoria por sintomas nitidamente focados na perda (cf. *ibidem*, p.790-2).

"humor" designa clima emocional abrangente e constante, ao contrário de afeto, que é mais flutuante (APA, 1989, p.411, 420; 2002, p.765, 770; 2013, p.817, 824). Nesse sentido, talvez seja possível interpretar *"depressed affect"* como uma forma atenuada do sintoma nuclear *"depressed mood"*, o que sinaliza uma tendência a capturar e patologizar estados mais tênues, efêmeros e localizados de sofrimento. Por fim, aplica-se a categoria "transtorno depressivo não especificado" quando o clínico "escolhe" (*chooses*) não especificar o diagnóstico (ou há informações insuficientes para tanto) diante do paciente que apresenta o critério absoluto para a existência de transtornos mentais: sofrimento clinicamente significativo ou prejuízo funcional em alguma área importante da vida social, familiar e produtiva (cf. *idem*, 2013, p.183-4).

É possível afirmar que um dos critérios fundamentais estabelecidos para verificar a existência de transtornos mentais como a depressão se associa a uma essência do *éthos* contemporâneo. No transtorno disfórico pré-menstrual, por exemplo, lê-se uma indicação que se repete constantemente no manual: o transtorno "deve ser considerado apenas quando os sintomas interferem acentuadamente no trabalho ou na escola ou em atividades sociais costumeiras e relacionamento (p.ex., evitar atividades sociais, redução da produtividade e eficiência no trabalho ou na escola)" (*idem*, 2002, p.723). Em outras palavras, diante da ausência persistente de achados laboratoriais que comprovem a efetividade de determinados transtornos mentais, como no caso da depressão, é a incapacidade social e produtiva que os caracteriza e os define segundo diferentes ordens e combinações de duração, frequência e intensidade dos sintomas. Tal critério não seria problemático em si, isto

Saúde mental, depressão e capitalismo

é, se não vivêssemos em uma lógica social na qual o constante aprimoramento da eficiência, da produtividade, da autorrealização e do desempenho atua como princípio normativo, restringindo cada vez mais o que define a normalidade. Para nós, não é sem razão que a ramificação sistemática dos transtornos depressivos – que se multiplicam e variam em torno da "condição clássica" – produz categorias que tangenciam sempre a normalidade. Para compreender a existência do *éthos* que se dissemina paralelamente a essa flexibilização classificatória da depressão, analisemos uma teoria central que se difundiu – tal qual o DSM – do neoliberalismo norte-americano para o mundo ocidental capitalista: o capital humano. Tal teoria, colocada progressivamente em prática desde os anos 1960, pode nos auxiliar a compreender a articulação existente entre o discurso positivo da saúde mental e a epidemia depressiva.

3.3. Capital humano e transtornos depressivos: duas verdades científicas e a biopolítica da saúde mental

Sabe-se que a teoria do capital humano provém de economistas neoliberais da Escola de Chicago, entre os quais se destacam Theodore Schultz, Jacob Mincer e Gary Becker. Uma característica elementar de tal teoria consiste na extensão do conceito tradicional de capital ao humano, que adquire valor de mercado: daí a necessidade de o indivíduo conceber determinadas capacidades e habilidades como propriedades que devem ser não apenas mantidas como incrementadas permanentemente em vista de rendimentos futuros.

Elton Corbanezi

Elaborada nos anos 1960, a teoria do capital humano serve, em um primeiro momento, como modelo explicativo para a riqueza econômica da sociedade norte-americana no pós-guerra.[30] Constatando que categorias centrais da economia política clássica — tais como terra, capital e tempo de trabalho — não permitiam explicar a opulência do período, economistas como Schultz propõem que o desenvolvimento e o aprimoramento de qualidades e capacidades humanas inatas ou adquiridas exercem um papel econômico fundamental. Mais tarde, o investimento em capital humano mediante níveis educacionais formais e informais tornar-se-á o modelo explicativo da disparidade existente entre sociedades liberais avançadas e sociedades terceiro-mundistas (cf. Foucault, 2008b, p.318-9; López-Ruiz, 2007, p.62, 199-220). Além da explicação econômica, a teoria do capital humano exerce uma função política indispensável no contexto da Guerra Fria: trata-se de mostrar ao outro lado da cortina de ferro como certa forma de investir em educação, ciência, tecnologia e saúde constituía a supremacia do capitalismo como modelo socioeconômico (cf. López-Ruiz, *op. cit.*, p.61-2).

---

30 Como mostra López-Ruiz (2007, p.56), porém, a noção do humano como capital é anterior aos economistas teóricos da Escola de Chicago, como se observa em textos dos séculos XVIII e XIX. De todo modo, é apenas na segunda metade do século XX que o conceito será destituído de toda valoração negativa que considerava impróprio conceber o homem como fonte de riqueza para se tornar uma teoria econômica cuja aceitação ampla permite convertê-la em valor social. Daí a ideia do autor de que, embora o capital humano tenha sido "descoberto" diversas vezes ao longo da história, é somente nos anos 1960 que o conceito foi de fato "inventado", inscrevendo-se efetivamente na lógica social.

Saúde mental, depressão e capitalismo

Reintroduzindo o trabalho no campo da análise econômica, os teóricos do capital humano realizam uma transfiguração da categoria de trabalhador que afeta de modo direto e extensivo a maneira como os homens devem conduzir suas próprias vidas. Em vez de trabalhadores assalariados que vendem aos donos dos meios de produção sua força de trabalho quantificada homogeneamente por meio do tempo empregado na atividade, todos os indivíduos devem se conceber e se conduzir indistintamente como proprietários de determinadas qualidades que lhe são próprias, heterogêneas, intangíveis e até mesmo inalienáveis, tais como a inteligência, a criatividade, a motivação, a iniciativa individual, a persistência, a flexibilidade relacional e a comunicação, entre outras características louvadas em nossa atualidade. Associadas a competências técnicas que podem ser igualmente adquiridas mediante investimentos sistemáticos, é o conjunto dessas capacidades que determina o *desempenho* dos indivíduos conforme a quantidade de capital humano acumulada. Ressalte-se que, em função da heterogeneidade do capital humano, os teóricos enfrentam dificuldade tanto para quantificar o seu acúmulo real como também para calcular o retorno efetivo de investimentos que a sociedade, as instituições, as corporações, a família e os próprios indivíduos realizam no decurso da vida. De todo modo, valendo-se dos termos acurados de Foucault (2008b, p.308-16), pode-se dizer que é o acúmulo de capacidades que possivelmente torna o indivíduo uma "competência-máquina" que produzirá mais "fluxos de renda", uma vez que, para os neoliberais, o salário consiste no rendimento de um capital específico, o humano.

Tratando esquematicamente a construção teórica dos economistas neoliberais da Escola de Chicago, insistamos na ideia central atinente à transformação de categorias clássicas como "trabalho" e "trabalhador". Para a lógica inerente à teoria do capital humano, o trabalho se converte em capital e o trabalhador, em capitalista. É Harry G. Johnson quem explicita que o trabalhador em uma economia industrial avançada é tipicamente um capitalista, dado que seus próprios meios de produção, heterogêneos e intangíveis, são sistematicamente produzidos por formas permanentes de investimentos. Daí a ideia do economista da Escola de Chicago de que o trabalhador é "um meio de produção produzido" e "um item de equipamento do capital" (López-Ruiz, 2007, p.61, 193, 220-1). Não é difícil perceber, assim, como a teoria do capital humano promove todos, indistintamente, à categoria de capitalistas de si mesmos; afinal, a administração do próprio capital humano implica saber quando, onde e como investir, tal como procedem os investidores de capital financeiro.

A partir do que designa "deslocamento conceitual valorativo", López-Ruiz mostra como a teoria do capital humano converte diferentes formas de consumo em investimento (*ibidem*). É que, para se manterem socialmente valorizados e economicamente produtivos e rentáveis segundo a lógica concorrencial determinada pelo mercado, os indivíduos precisam perseguir incansavelmente o imperativo "investimento-crescimento". Não são apenas os investimentos em educação formal – tais como escolarização, cursos profissionais e de idiomas, especializações e programas de treinamento no trabalho – que atendem tal demanda; as relações de amizade, o tempo de lazer, o tempo de afeto dedicado aos filhos, a possível constituição do equipamento genético deles mediante a escolha do parceiro conjugal

Saúde mental, depressão e capitalismo

adequado até evidentemente o cuidado com a própria saúde constituem formas de investimento cujo efeito esperado é a rentabilidade futura. Daí a insistência de Foucault (2008b) nas aulas dedicadas ao neoliberalismo norte-americano de que a ideia fundamental da teoria do capital humano reside na extensão e na aplicação da racionalidade econômica e de mercado a todo um conjunto de fenômenos sociais e de comportamentos individuais concebidos até então como não econômicos (por exemplo, criminalidade, casamento, educação de filhos, tempo de afeto). Por meio dessa "economização" de todo o tecido social,[31] a economia se torna "programação estratégica da atividade dos indivíduos" (*ibidem*, p.307): desse modo, é o mercado enquanto regulador geral da sociedade que define o consumo como investimento ou não.[32]

Progressivamente se constitui a nova ética do *homo oeconomicus* contemporâneo. Ao contrário do modelo clássico, que

---

31 Como se sabe, para o neoliberalismo, tal "economização" não se restringe ao corpo social, mas se estende também ao corpo político, à arte de governar, dado que a economia de mercado deve restringir a ação governamental, reduzindo o Estado a um mínimo necessário. A despeito das diferenças, desde o liberalismo clássico de Adam Smith até o neoliberalismo alemão e norte-americano, postula-se a subordinação da racionalidade política à racionalidade econômica.

32 López-Ruiz (2007, p.224) mostra como a ordem normativa e valorativa imposta pelo mercado determina qual consumo será concebido como investimento: por exemplo, segundo a perspectiva do mundo corporativo, cursos de inglês ou de espanhol podem ser considerados investimentos, ao passo que o aprendizado de línguas como o tupi e o francês não apenas não constituem uma forma de investimento como ainda manifestam uma problemática dispersão de interesses.

se caracterizava principalmente por relações de troca em uma sociedade mercantil, o *homo oeconomicus* contemporâneo não apenas aplica a racionalidade econômica a todas as relações como assume a forma empresa como um modo de existência que orienta sua relação com o trabalho, com a propriedade privada, com o casamento, com a família, com seu grupo, com o tempo, com o futuro e sobretudo consigo próprio. Para Foucault (*ibidem*, p.203, 331-2), se o *homo oeconomicus* retorna dessa maneira, é porque a multiplicação da forma empresa no tecido social inteiro constitui o escopo da política neoliberal. Nos termos do filósofo, em vez de uma "sociedade supermercado" regulada pela troca mercantil, o neoliberalismo funda uma "sociedade empresarial", que torna a dinâmica concorrencial de mercado o impulso vital das instituições e corporações tanto quanto dos indivíduos propriamente ditos.

Tal ética empresarial que caracteriza a economia social de mercado própria do ordoliberalismo alemão é radicalizada pelos neoliberais norte-americanos. Por isso, tanto para Foucault (*ibidem*, p.301-2) quanto para López-Ruiz (2007), o neoliberalismo norte-americano constitui toda uma forma de ser, de pensar e de agir;[33] ou seja, por meio da teoria do capital humano, essa vertente do neoliberalismo institui o *éthos* característico do *homo oeconomicus* atual, que é se tornar empreendedor de si mesmo, o que, como observamos anteriormente, está

---

33 Nesse sentido, Foucault (2008b, p.301-2, 423) sustenta que, em vez de uma técnica de governantes sobre governados, o neoliberalismo é uma relação entre eles: daí a definição de que a governamentalidade neoliberal consiste na arte de governar a partir da racionalidade dos próprios governados.

Saúde mental, depressão e capitalismo

no cerne da nova cultura psicológica instaurada pelo discurso positivo da saúde mental. Na qualidade de empresa múltipla e contínua, o indivíduo deve perseguir o autoinvestimento e a formação permanente como meios que o modulam adequadamente para o mercado, não se esquecendo, porém, que é o próprio mercado que determina o valor de tais meios. Não à toa, termos como "formação permanente" e "modulação" são empregados precisamente por Deleuze (1992, p.219-26) em seu célebre texto prognóstico, no qual relaciona a noção de "sociedades de controle" ao espraiamento social da forma empresa, que substitui a função da família e da escola, instalando-se no coração do humano. É que, diferentemente de procedimentos disciplinares que "moldavam" os indivíduos em instituições, a noção – "terrível", no entender de Deleuze (*ibidem*, p.216) – de "formação permanente" os "modula" *para* o mercado, essa entidade abstrata e universal do capitalismo que produz fantástica e concretamente riqueza e miséria. Daí a necessidade política de se questionar *para que* os jovens solicitam insistentemente motivação, estágios e formação permanente.[34] Portanto, ao contrário da suposta liberdade humanista que a forma mais sofisticada e avançada do capitalismo pretende promover, assiste-se a uma nova servidão voluntária: ainda que os investi-

---

34 É com as seguintes palavras que Deleuze (1992, p.226) conclui seu texto de 1990: "Muitos jovens pedem estranhamente para serem 'motivados', e solicitam novos estágios e formação permanente; cabe a eles descobrir a que estão sendo levados a servir, assim como seus antecessores descobriram, não sem dor, a finalidade das disciplinas. Os anéis de uma serpente são ainda mais complicados que os buracos de uma toupeira".

mentos se dobrem sobre os próprios indivíduos, é em função do mercado que o acúmulo de capital humano deve ser programado, executado e mobilizado.[35] É dessa maneira que a racionalidade governamental do neoliberalismo reduz e une todas as dimensões da vida dos indivíduos e seus diferentes modos de existência à esfera econômica do mercado. Para Guillaume Boccara (2013), antropólogo pesquisador do multiculturalismo neoliberal, essa é a base do neoliberalismo "diferencialista".

Entende-se, assim, o diagnóstico atual de que a vida se torna *business*, isto é, a ideia de que a vida se reduz em nossos dias à própria carreira, tornando ambas indiscerníveis tanto em países desenvolvidos quanto naqueles em desenvolvimento. Tal atributo parece ser o efeito de uma teoria econômica incorporada gradativamente por doutrinas da administração no decurso dos anos 1990 e difundida por todo o tecido social como uma forma moralmente correta e economicamente conveniente de con-

---

35 Renovado, o termo "servidão voluntária" é devidamente empregado em diferentes pesquisas sobre o atual paradigma produtivo que se fundamenta sobretudo na ideia de capital humano e de trabalho imaterial (cf. Andrade, 2011; Pereira, 2011). Em outro sentido, Geoffroy de Lagasnerie (2013) pretende sustentar, mediante uma leitura controversa de *Nascimento da biopolítica*, o aspecto emancipatório da formulação teórica neoliberal. Criticando o propósito do sociólogo francês, escrevemos em outra ocasião: "No contexto em que o mercado governa a vida ou a vida é calculada para o mercado, a potencialização das individualidades não deveria ser confundida com emancipação" (Corbanezi, 2014, p.198). Contudo, cabe notar que, no meio corporativo, a atual configuração do capitalismo é ilusoriamente compreendida, sobretudo por causa da teoria do capital humano, como uma espécie de libertação dos indivíduos e de humanização das empresas (cf. López-Ruiz, 2007, p.233).

Saúde mental, depressão e capitalismo

duzir a vida. Para o nosso propósito, um aspecto relevante desse percurso demonstrado por López-Ruiz (2007) a respeito da teoria do capital humano reside na função política adquirida por uma verdade científica. Se em um primeiro momento a teoria pretendia apenas explicar cientificamente a riqueza da sociedade norte-americana no pós-guerra, ela logo se converte em um conjunto de princípios, valores e crenças que orienta a conduta dos homens. Observa-se, nesse sentido, que o modo de vida de executivos de corporações transnacionais constitui o objeto da pesquisa sociológica do autor na medida em que o *éthos* dessas personagens representa, de forma emblemática, o paradigma da vida social contemporânea. Coerente, sua tese se apresenta inequivocamente: a partir de uma teoria econômica e científica se constitui uma ética social que caracteriza o atual espírito do capitalismo. É por isso que a teoria do capital humano não interessa em si mesma, mas apenas na medida em que embasa a maneira como o indivíduo racionaliza sua relação com o mundo, com os outros e consigo.[36]

No centro da concepção empresarial da vida se encontra a noção de desempenho. Passível de determinação mediante a quantidade de capital humano acumulado, o desempenho fun-

---

36 Com ponderação, López-Ruiz (2007, p.306) ressalva que a teoria do capital humano constitui apenas um elemento do capitalismo contemporâneo. Sua centralidade reside, contudo, no fato de que tal formulação teórica implica um conjunto prescritivo de valores que orientam o modo como os indivíduos conduzem suas vidas. Em linguagem foucaultiana, pode-se dizer que a teoria do capital humano funciona como princípio de governamentalidade, cuja finalidade consiste em programar a vida dos indivíduos conforme as exigências do mercado.

ciona atualmente como medida do sucesso e do fracasso dos indivíduos em uma sociedade que se compõe, pois, de "vencedores" e de "perdedores".[37] Tanto é assim que, no campo específico da nosologia psiquiátrica da depressão, a ausência ou a disfunção na capacidade de desempenho se apresenta como um critério fundamental para verificar a existência de transtornos depressivos, cuja sintomatologia envolve efetivamente a fadiga, a lentidão psicomotora, a dificuldade comunicacional e a ausência de energia, de motivação, de prazer, de expectativa e de projetos futuros, entre outros *deficits*. É nesse sentido que a epidemia depressiva pode ser a expressão mais acabada de uma legião de "fracassados" que não suportam a responsabilidade inscrita na ideia de autorrealização constante, que está no cerne da biopolítica da saúde mental. Se o excesso é constitutivo da dinâmica neoliberal – como Laymert Garcia dos Santos (2007b, p.11-3, 21) mostra a partir da atualização da ópera *Don Giovanni* por Michael Haneke –, a depressão, enquanto *deficit*, insuficiência e desvalorização da vida, se apresenta logicamente como um

---

37 Como enuncia Tom Peters, autor de *best-sellers* no campo da administração, "na nova economia, ou nos tornamos executivos de nossas próprias vidas ou estaremos fadados ao fracasso" (López-Ruiz, 2007, p.254). Vale insistir que em tal enunciado está contida a ideia de que o fracasso no mundo corporativo equivale ao fracasso pessoal absoluto. A partir de *O relatório Lugano*, da cientista política Susan George, Laymert Garcia dos Santos (2003, p.25-7) chama a atenção para o fato de que o neoliberalismo consiste em uma "máquina universal de destruição do ambiente e de produção de perdedores". Mais assustadores são os critérios seletivos que constituem o grupo dos perdedores, os quais precisam se reconhecer como responsáveis pela incompetência, inaptidão, pobreza, ignorância, preguiça, criminalidade etc. que lhe são próprias, segundo os preceitos neoliberais.

Saúde mental, depressão e capitalismo

problema que inviabiliza a manutenção, a aquisição e o exercício do capital humano. Ou seja, para a lógica neoliberal que circunscreve a biopolítica da saúde mental, a depressão é puro desinvestimento individual e coletivo, ainda que outros mercados se beneficiem com ela, nomeadamente a indústria farmacêutica e a de técnicas terapêuticas diversas.[38] Desde o *déficit* de neurotransmissores até a extenuação energética em todos os níveis, a depressão representa, em seus variados graus, a impossibilidade de realização da saúde otimizada que se depreende de discursos institucionais e médicos. Invertendo os sinais, não soa estranho observar que o "episódio hipomaníaco", embora solicite atenção psiquiátrica, seja apresentado tacitamente no DSM-IV-TR como um estado quase socialmente desejado, uma vez que "[a] alteração no funcionamento em alguns indivíduos pode assumir a forma de um aumento acentuado na eficiência, realizações ou criatividade" (APA, 2002, p.362). O problema é que essa acentuação patológica da eficácia e das capacidades também pode causar algum prejuízo social ou ocupacional, bem como indicar o desenvolvimento de uma euforia

---

38 A partir de dados relativos ao crescimento expressivo do consumo de psicotrópicos no mundo, Rose (2013, p.290) indica que, na bioeconomia contemporânea, os transtornos mentais podem ser uma oportunidade fundamental para a criação de lucro privado e para o crescimento econômico nacional. Apesar da facticidade dessa afirmação, deve-se considerar o argumento dos economistas da Escola de Chicago de que o capital humano constitui o elemento principal do desenvolvimento econômico dos países; nesse sentido, não se pode negar que a depressão, enquanto desinvestimento individual do ponto de vista da produtividade pragmática de mercado, representa um obstáculo lógico para preceitos neoliberais.

Elton Corbanezi

descontrolada e possivelmente psicótica, típica do episódio maníaco propriamente dito.[39]

Dada a relevância da noção de desempenho, tecnologias médicas contemporâneas se convertem em tecnologias de otimização, cujo objetivo primordial não é mais apenas curar doenças, mas aperfeiçoar as capacidades dos indivíduos. Ainda que restritas às democracias liberais avançadas – isto é, ao "ocidente rico" –,[40] tais tecnologias constituem atualmente o que Nikolas Rose (2013) designa como "a política da própria vida" *(the politics of life itself)*. Para o sociólogo inglês, o problema da biomedicina molecular em nossos dias não consiste especialmente em normalizar e restituir a saúde; trata-se, antes, de

---

39 Problematizando a depressão como sintoma social do mal-estar contemporâneo, Maria Rita Kehl (2009) argumenta que a epidemia atual do transtorno encontra suas condições de possibilidade em uma sociedade simultaneamente antidepressiva e maníaca, que "[...] aposta na euforia como valor agregado" (cf. *ibidem*, p.31, 50). Subtraindo a discussão psicanalítica que foge ao escopo de nosso livro, é preciso destacar que o aspecto sociológico da tese da autora é que a depressão recusa e questiona valores essenciais da sociedade capitalista contemporânea, entre os quais se destacam a velocidade e o gozo, isto é, a aceleração do tempo e o imperativo da felicidade, do prazer e da satisfação *"prêt-à-porter"*.

40 Com razão, Rose (2013, p.353) observa que, em vez do desenvolvimento de tecnologias médicas sofisticadas – tais como medicina genômica e neurogenética –, políticas primordiais como de saneamento básico seriam suficientes para salvar muitas vidas em países terceiro-mundistas. Não obstante a relevância vital da afirmação, o próprio sociólogo inglês mostra, em suas pesquisas, a necessidade de se investigar as tendências de países desenvolvidos. Como Laymert Garcia dos Santos (2005, p.168) adverte a partir de Marx, "se é para estudar o capitalismo, interessam não as suas formas mais atrasadas, mas o capitalismo de ponta, para saber em que direção ele está caminhando".

Saúde mental, depressão e capitalismo

superar barreiras biológicas, intervir em condições pré-sintomáticas e aperfeiçoar capacidades como força, resistência, longevidade, atenção, inteligência: é o que se observa desde o uso variado da genética até o consumo plástico de psicofármacos. Com efeito, entre outras formas de investir em capital humano – tais como escolarização, cursos de idiomas e profissionalizantes, treinamento *on-the-job*, atenção médica, ingestão de vitaminas e aquisição de informações sobre o sistema econômico e o mercado financeiro –, pode-se incluir o consumo de psicofármacos. Sem pretender discutir a polêmica se o medicamento seria capaz de produzir um novo *self* – o que parece pouco provável –, o fato incontestável é que seu uso pode estimular capacidades, se não inexistentes, ao menos latentes. Nesse sentido, o uso cosmético de antidepressivos, segundo a fórmula popularizada pelo psiquiatra norte-americano Peter Kramer, constituiria um direito dos indivíduos em sociedades democráticas liberais, em que todos supostamente gozam de liberdade tanto para produzir bem-estar quanto para otimizar suas capacidades, tornando-se *better than well*. Autor de *Listening to Prozac: A Psychiatrist Explores Antidepressant Drugs and the Remaking of the Self*, Peter Kramer (1993) sustenta que o uso de antidepressivos serve não apenas para aliviar os sintomas do transtorno como também para criar condições para que as pessoas realizem com sucesso suas atividades, produzindo e otimizando, por conseguinte, o bem-estar. É por isso que para Ehrenberg (1998, p.203), segundo o qual a depressão é uma doença da insuficiência da capacidade de ação e de iniciativa, a pílula promovida pelo *best-seller* do psiquiatra norte-americano pretende mais estimular a ação do que produzir a felicidade, como as traduções francesa e brasileira do título da obra dão a entender equivocadamente (a saber, *Prozac: Le bonheur sur ordonnance?* e *Ouvindo o Prozac: Uma abordagem profunda e esclarecedora sobre a "pílula da felicidade"*). Em vez de condenar ingenuamente o uso pragmático e utilitário circunscrito à ideia de psicofarmacologia cosmética, é preciso perceber sua coerência absoluta no contexto da biopolítica da saúde mental, que inculca nos indivíduos a necessidade tanto de realização permanente quanto de bem-estar como fórmula para o sucesso social.

Como se vê, o argumento do psiquiatra não destoa do imaginário da cultura ocidental contemporânea, para o qual "sentir-se bem" implica se realizar como profissional, pai, cônjuge e cidadão capaz de contribuir efetiva e resignadamente com a sociedade tal como nos é apresentada. Acentuada, essa lógica sugere que a saúde não equivale mais apenas à vida no silêncio dos órgãos, como postulava o fisiologista René Leriche (cf. Canguilhem, 2002, p.67-76) para além dessa definição, a saúde consiste hoje em uma configuração ativa a ser percebida e solicitada insistentemente. Com esse raciocínio, St-Hilaire (2009) mostra de forma convincente como o uso cosmético e plástico de antidepressivos – outrora designados "energizantes psíquicos" – permite ajustar os indivíduos às demandas sociais contemporâneas, ao mesmo tempo que as evidencia. Mais do que conspiração de uns sobre os outros, trata-se do atual processo de constituição da subjetividade em sociedade.[41] Nesse

---

41 Nesse sentido, St-Hilaire (2009), pesquisador da ação social dos medicamentos, assegura que o encontro da biomedicina com as tecnociências produz tecnologias eficazes para transformar a subjetividade mediante soluções moleculares. É o que acontece com

Saúde mental, depressão e capitalismo

sentido, o discurso da saúde, segundo o sociólogo, constitui "o lugar pelo qual se ordenam as exigências sociais". E hoje assistimos ao "aprimoramento de nossas capacidades, um melhor ajustamento às exigências da vida à qual aspiramos" (*ibidem*). A centralidade da noção de desempenho permite perceber que, para além do sofrimento indescritível da depressão severa, tal como testemunha William Styron, a "epidemia" do transtorno é instaurada por outro temor: o da crise de incapacidade; sabe-se, afinal, que a monstruosidade para o capitalismo consiste na improdutividade.[42] Próximo ao aspecto sociológico da tese de Kehl (2009), Ehrenberg (1998) já sustentara que o aumento dos casos de depressão resultava da conquista de autonomia dos indivíduos após os movimentos contestatórios do final dos anos 1960. Para o sociólogo francês, em vez do modelo disciplinar — no qual a permissão ou a interdição estabelecidas pela lei constituem o fundamento do conflito psíquico próprio da concepção freudiana das neuroses —, os indivíduos experimentam desde então a autonomia como norma social inédita que lhes solicita, sem limites, a capacidade de ação, a iniciativa individual, a escolha pelo modo de vida e a responsabilidade. É por isso que, para o autor de *La fatigue d'être soi*, a depressão consiste, antes de tudo, em uma patologia da insufi-

---

antidepressivos, que agem especificamente no cérebro, em vez de abranger o indivíduo em sua totalidade, como era até pouco tempo sob o paradigma da psicologia expresso nos DSMs I e II.

42 Observe-se, nesse sentido, que o termo "incapacidade" não resulta de um dado natural absoluto, mas pode ser, ele também, socialmente construído, como sustenta a perspectiva do construcionismo social (cf. Conrad; Barker, 2011, p.194).

ciência, típica de uma sociedade que atribui ao indivíduo, exclusivamente, a responsabilidade pelo sucesso social.[43] Daí a ideia de Ehrenberg (*ibidem*, p.129, 236) de que tudo se passa atualmente como se assistíssemos à ascensão do indivíduo soberano de Nietzsche: porém, em vez de um modo de vida selecionado e destinado a alguns "fortes", segundo a tipologia nietzscheana, tal indivíduo sobrevém democraticamente massificado. Dessa perspectiva, o transtorno depressivo deve ser percebido especialmente em termos de incapacidade de ação: contrapar-

---

43 Lançando mão da tese de Ehrenberg, Safatle (2012) sustenta que o aumento do sofrimento psíquico característico da depressão resulta da atual mudança do paradigma produtivo, que solicita dos indivíduos atributos antes restritos ao paradigma de produção estética e os quais constituíam, paradoxalmente, a crítica ao taylorismo, a saber: criatividade, capacidade para enfrentar riscos, flexibilidade, mobilidade e afetividade, aliados, evidentemente, a iniciativa individual e responsabilidade. Também interpretando a epidemia depressiva a partir do trabalho enquanto categoria analítica central, Pereira (2011) defende, na esteira das pesquisas de Christophe Dejours, que o novo paradigma produtivo acentua efetivamente o sofrimento psíquico, ao mesmo tempo que mantém a sujeição dos indivíduos mediante nova servidão voluntária. Desse modo, o autor questiona a tese de Ehrenberg de que a depressão seria o efeito da conquista de autonomia dos sujeitos. Em que pese o fundamento da argumentação, parece-nos que a "autonomia" sustentada por Ehrenberg se refere mais a uma normatividade social que regulamenta a vida do indivíduo em sociedade do que a uma concretização emancipatória; afinal, como vimos, é sobre uma suposta "libertação humanista" que repousa a ideologia própria da teoria do capital humano, segundo a qual todos seriam libertos da condição de trabalhador e alçados à de proprietários de si mesmo, o que, no plano real, só pode instituir uma nova servidão voluntária, salvo aos olhos dos arautos do neoliberalismo.

Saúde mental, depressão e capitalismo

tida inexorável do homem que se torna seu próprio soberano, a depressão é menos paixão triste do que ação insuficiente.[44]

Sublinhada a dimensão capital de parâmetros normativos como desempenho, autorrealização, ação e performance, pode-se afirmar que a ideia de epidemia depressiva não resulta da alta incidência efetiva de casos severos como os de William Styron. De fato, como Horwitz e Wakefield (2010, p.249) mostram, o discurso institucional da OMS contribui para a fabricação da epidemia depressiva aplicando o nível de gravidade de depressão a todos os casos indistintamente; desse modo, cumpre-se o objetivo de advertir a relevância do transtorno psiquiátrico como problema de saúde pública. Ademais, procedendo assim, a OMS exerce o significativo papel de divulgar para todo o mundo, e de modo inquestionável, a concepção hegemônica da Associação Americana de Psiquiatria.[45]

---

44 É igualmente como "patologia da ação" que os psicanalistas franceses Pierre Fédida (1999, p.15-35) e Pierre-Henri Castel (2009, p.137-73) abordam a depressão.

45 "A Organização Mundial da Saúde (OMS) é o principal grupo responsável pela propagação das definições de depressão do DSM dos Estados Unidos para o resto do mundo. Sua preocupação tem sido divulgar os custos enormes da depressão" (Horwitz; Wakefield, 2010, p.248). De fato, no *Relatório sobre a saúde no mundo 2001*, lê-se um elogio à padronização e à confiabilidade diagnóstica estabelecidas em psiquiatria, um legado da racionalidade psiquiátrica inaugurada com o DSM-III em detrimento da validade diagnóstica, como vimos anteriormente: "Finalmente, os critérios de diagnóstico para transtornos mentais foram padronizados internacionalmente. Atualmente, é possível diagnosticar transtornos mentais de forma tão fiável e precisa como a maioria dos transtornos físicos comuns [...], como diabetes mellitus, hipertensão ou doença hipertensiva

Elton Corbanezi

Dado o lugar central que a saúde – e, especialmente, a saúde mental – ocupa no regime ético contemporâneo, parece-nos que a ideia de epidemia depressiva não apenas encontra suas condições de possibilidade no contexto da biopolítica da saúde mental como pode, ela própria, exercer função política equivalente. É que, alertando os indivíduos para a necessidade de cuidado diante de um futuro cada vez mais sombrio, otimizam-se natural e consequentemente suas potencialidades.[46] Assim, uma sinergia política se constitui a partir de três verdades científicas díspares: a teoria econômica do capital humano, a concepção psiquiátrica dos transtornos depressivos e o discurso médico e institucional

---

das coronárias" (OMS, 2001, p.48). Desse modo, torna-se possível realizar o objetivo da psiquiatria transcultural de universalizar a concepção ocidental de depressão. Segundo Pignarre (2003, p.38-9), tal etnocentrismo psiquiátrico constitui elemento fundamental para a transformação da depressão em epidemia mundial. "Segue sendo o objetivo retribuir a todos os pacientes a classificação comum e universal das perturbações mentais que foram estabelecidas pelos psiquiatras norte-americanos. Esta ativa tarefa levada a cabo pela psiquiatria ocidental para exportar para todo o mundo suas maneiras de observar, de diagnosticar e, por conseguinte, de curar constitui um novo fator de transformação da depressão em epidemia mundial."

46 A relevância da saúde no regime ético contemporâneo não apenas transforma o paciente – passivo por definição – em sujeito ativo como também constitui indivíduos que são verdadeiros economistas de sua própria saúde, segundo a expressão de Rose (2013, p.140). Para o sociólogo, a cidadania biológica, que consiste no gerenciamento da saúde e da vitalidade em um momento em que a biologia não é mais destino, representa uma face relevante da ética contemporânea, compreendida enquanto modo de conduzir a vida. Considerada a exigência ética atual de que se pode sempre adquirir *mais* saúde, o fato de não a possuir intensifica o sofrimento do indivíduo supostamente responsável por sua condição patológica.

Saúde mental, depressão e capitalismo

da saúde mental. Não obstante a tendência da natureza humana a se desenvolver e se aperfeiçoar, em tempos de capitalismo cognitivo, de economia imaterial, de sociedades de controle ou de biopolítica, é fundamental perguntar por que verdades e técnicas supervalorizam determinadas capacidades para além da "simples" saúde. Eis aí a importância de problematizar em termos políticos o aspecto pretensamente neutro de verdades científicas contemporâneas.

Considerações finais

Com base na conceituação estabelecida por Foucault, vimos que os conceitos de loucura, desrazão, doença mental e anormalidade se referem a problemas distintos. Em diálogo com a razão, a loucura renascentista comporta tanto a dimensão trágica que expressa uma verdade do mundo quanto a dimensão crítica que denuncia a verdade do homem. A desrazão clássica, por sua vez, ainda que mantenha em casos raros o aspecto de crítica aos valores e à racionalidade ocidental, se caracteriza como o negativo da razão, donde a reclusão de uma população heterogênea — miseráveis, ociosos, profanos, libertinos, homossexuais, sodomitas, loucos — no espaço homogêneo da internação, cuja função é ainda fundamentalmente social, econômica e jurídica. É o confisco dessa experiência negativa da desrazão pela pretensa objetividade científica da psiquiatria moderna que transforma uma experiência moral em problema essencialmente médico: em vez de excluir a desrazão, é preciso, então, tratar a doença mental. Embora o conceito de anormal se instale na distância que separa o normal e o patológico, a virtualidade da doença não permite que o patológico desapareça do horizonte. Como se nota, em todas essas conceituações e apesar das diferenças, a atenção social, jurídica e médica se direciona ao outro da cultura ocidental.

Uma modificação ocorre, no entanto, com o conceito contemporâneo de saúde mental. Fundado igualmente em uma perspectiva humanista — tal como o de doença mental —, ele se volta inicialmente contra abusos e violências sofridos por pacientes psiquiátricos em regime de internação, pretendendo eliminar o estigma dos então portadores de transtornos mentais e atenuar a alteridade irredutível que caracterizou o louco em nossa cultura. Entretanto, aos poucos e de modo bastante paradoxal, a conquista do amplo movimento de desinstitucionalização da doença mental oferece condições para que a psiquiatria — ciência régia do campo da saúde mental — se estenda a todo o corpo social, como se a própria normalidade se tornasse sintoma ante a exigência de produção do bem-estar.

Com efeito, observamos que o discurso da saúde mental se estabelece, entre outros fatores, mediante a anexação do elemento mental à definição de saúde da OMS, compreendida extensivamente não apenas como ausência de enfermidade mas como estado de completo bem-estar físico, mental e social. Apesar da dificuldade de definir saúde mental de forma completa e transcultural, a OMS (2001, p.29) assegura que em seu aspecto positivo — ou seja, não restrito aos transtornos mentais e comportamentais — o conceito envolve qualidades como o bem-estar subjetivo, a autoeficácia, a autonomia, a competência e a autorrealização.

Se no pós-guerra tal definição correspondia ao objetivo estatal de garantir o bem-estar aos indivíduos (*welfare state*), aos poucos, com a tendência à neoliberalização das sociedades ca-

Saúde mental, depressão e capitalismo

pitalistas ocidentais, a mesma definição pode adquirir outro sentido. Não mais restrito aos diferentes da cultura ocidental, o conceito de saúde mental assume outra extensão: em vez de silenciar, curar ou capturar o *outro* e sua virtualidade, trata-se não apenas de lhe reduzir a alteridade como também de otimizar as capacidades do *mesmo*. Seguindo a letra conceitual, poder-se-ia dizer que, em lugar de tratar a "doença mental", é preciso produzir "saúde mental". Desse modo, a lenta captura neoliberal do conceito de saúde mental pode transformar sua intenção primeira, uma vez que a necessidade permanente de autoeficácia, de autonomia, de competência, de autorrealização, de superação, de desempenho e de performance se torna o receituário adequado para arruinar o bem-estar de indivíduos que se veem, em conformidade com a sensibilidade social de nossa época, como os responsáveis exclusivos pelo sucesso ou fracasso social de suas vidas. Ao incitar a autorrealização constante em diferentes esferas da sociabilidade, o discurso da saúde mental pode se constituir como a tradução médica e institucional da lógica social que orienta o modo de vida contemporâneo, obcecado por eficiência, produtividade, desempenho, rentabilidade e assim por diante.

É nesse contexto em que se pretende produzir determinada saúde a todo custo que se começa a noticiar a ideia de epidemia depressiva. À primeira vista, a epidemia do transtorno psiquiátrico poderia evidenciar a produção em série de "perdedores" ou "fracassados", assim como o quão distante se está de alcançar massivamente a urgente saúde mental de "vencedores" idealizados. Porém, a análise minuciosa de como os transtornos depressivos são descritos e apresentados em manuais psiquiátricos contemporâneos dá a ver que a altíssima incidência da depressão pode estar também relacionada ao afrouxamento de critérios diagnósticos e a consequente patologização de sofrimentos mais brandos. Como vimos, os transtornos depressivos menos graves – ou seja, aqueles que gravitam em torno da condição nuclear, que é o transtorno depressivo maior – sempre tangenciam a normalidade, restringindo-a a parâmetros mais rígidos e normativos de desempenho, o qual, é preciso sublinhar, funciona igualmente como critério diagnóstico ante a ausência de dados laboratoriais definitivos. Uma relação inequívoca se depreende dessa afirmação: um dos critérios fundamentais para constatar a efetividade de transtornos depressivos é precisamente o mesmo que o capitalismo em sua forma neoliberal exige insistentemente dos indivíduos. Se, por um lado, é preciso investir em si, como apregoa a disseminada teoria do capital humano, por outro, a definição do transtorno se dá mediante a incapacidade de fazê-lo.

Anunciada desde os anos 1970, a ideia de epidemia depressiva parece tomar forma à medida que a racionalidade classificatória da psiquiatria se desenvolve, capturando cada vez mais condutas levemente incapacitadas, tristes e menos produtivas. Em outras palavras, a progressiva ramificação e flexibilização dos critérios diagnósticos da depressão permite que se territorializem condutas heterogêneas e singulares – com combinações diversas de sintomas relativamente banais e cotidianos – no lugar-comum da classificação formal. Sejamos claros: não se trata de recusar de forma inconsequente a dimensão real da depressão enquanto patologia que causa sofrimento, tampouco de negligenciar os aspectos biológicos e psíquicos que a envolvem. Queremos chamar a atenção para o fato de que a produção e o estabelecimento de diversos subtipos de depres-

Saúde mental, depressão e capitalismo

são se relacionam diretamente ao *déficit* de atributos que o atual espírito do capitalismo valoriza nos indivíduos e solicita deles. Não há dúvida de que, em relação à biopolítica da saúde mental – que incita os indivíduos à realização constante de suas potencialidades intelectuais, emocionais e laborais –, a depressão é fundamentalmente antinormativa: ao mesmo tempo que é expressão do corpo indisciplinado (incapacitado, desenergizado, lento), desregula a homeostase populacional (improdutividade, custos, suicídio) e recusa, assim, palavras-chave de nossa época (motivação, comunicação, mobilidade, criatividade, velocidade, eficiência). É quando relacionada ao *éthos* contemporâneo que a depressão parece se tornar um problema gravíssimo: talvez não seja apenas o suposto *déficit* de neurotransmissores que cause o sofrimento, mas a impossibilidade de realizar valores e princípios que orientam o modo de vida contemporâneo. Se fosse possível atribuir uma unidade sintética a este livro, depois de realizado todo o percurso, diríamos o seguinte: associada sinergicamente ao modo de vida preconizado e disseminado pela teoria econômica do capital humano, a flexibilização classificatória da depressão não apenas contribui para a fabricação da epidemia depressiva como restringe a normalidade a padrões mais rígidos de desempenho, correspondendo, assim, à estratégia biopolítica da saúde mental, cuja função atual consiste – não de forma exclusiva – em otimizar as capacidades dos indivíduos.

Embora seja difícil recusar que a racionalidade psiquiátrica se desenvolva *pari passu* com a tendência neoliberal das sociedades capitalistas ocidentais, seria precipitado pretender estabelecer uma relação de causalidade direta e absoluta, como se a racionalidade econômica determinasse exclusivamente a nosologia psiquiátrica da depressão. Não obstante a ponderação,

Elton Corbanezi

não é totalmente digressivo notar que, mesmo para Weber (2004, p.165) – que demonstra cautela na relação de causalidade entre o ascetismo protestante e o espírito do capitalismo, empregando para tanto a expressão conceitual "afinidade eletiva" –, o poderoso cosmos da ordem econômica moderna se relaciona diretamente ao desenvolvimento do cosmos científico, determinando, assim, o estilo de vida dos indivíduos. Em todo caso, em vez de pretender denunciar pura e simplesmente o aspecto capitalístico dessa medicina científica ocidental, quisemos evidenciar a subjetivação (leia-se: modo de produção de existências) que se estabelece a partir da *relação* entre discursos médicos, institucionais, científicos e econômicos. E, nesse sentido, parece-nos que tanto o discurso positivo da saúde mental quanto o estabelecimento científico dos diversos subtipos de depressão podem contribuir para que o indivíduo se incline à autoexploração própria do *homo oeconomicus* atual: incorporando e naturalizando o discurso empreendedor, todos devem indistintamente produzir a saúde otimizada, cuja consequência inevitável é a realização de potencialidades, capacidades e desempenhos que assegurariam rentabilidade e empregabilidade futuras. Em todo espectro da vida social, assistimos à produção de um modo de vida assentado na realização individual. No entanto, diferentemente de um "cuidado de si" que se dobra sobre o sujeito enquanto autodeterminação e relação consigo que resiste a códigos e poderes específicos, o cuidado exacerbado de nossos dias – um *a mais* de saúde – se circunscreve majoritariamente às demandas do mercado.

Uma última palavra. Sabe-se que afetos hoje desvalorizados, medicalizados e silenciados se constituíram desde sempre como condição para um pensamento outro, pronto a questionar os

Saúde mental, depressão e capitalismo

valores da cultura ocidental. Extensa, a lista trágica e cintilante de filósofos, artistas e escritores não deixa dúvida a propósito da potência da melancolia, da angústia, da solidão. Ao abrir este livro, já ouvimos de Zaratustra (aquele que goza a infelicidade como felicidade): "A solidão de um é a fuga do doente; a solidão do outro, a fuga *ante* os doentes" (Nietzsche, 2011, p.167). De modo não intencional e sem a excepcionalidade explícita da sentença nietzscheana que relativiza o normal e o patológico da cultura moderna, talvez os depressivos impossibilitados de realizar *determinadas* potencialidades nos permitam perceber em seu próprio silêncio o aspecto decadente do modo de vida contemporâneo avaliado como bom por indivíduos que o perseguem com incansável "motivação".

Posfácio

A sorte me reservou, para o ano de 2004, conhecer Elton Corbanezi na Unesp de Marília. O rapaz, bem jovem ainda, já tinha, contudo, um interesse teórico bem definido: o pensamento de Foucault em primeiro lugar e o de Nietzsche em segundo. Esse foi o ponto de partida para um brilhante percurso pelos diferentes graus da hierarquia acadêmica. Passando da Iniciação Científica ao Bacharelado em Ciências Sociais, deste ao Mestrado e finalmente ao Doutorado. Tive o privilégio de poder acompanhar a evolução do desempenho cada vez mais seguro, consistente e bem fundamentado de Elton, aí incluindo a defesa de seu TCC (Trabalho de Conclusão de Curso) com um texto de 180 páginas, quando o usual eram apenas 50! Seu mestrado consiste numa bela análise da novela de Machado de Assis *O alienista*, trabalho que bem delineia o conjunto de suas preocupações centrais com a saúde mental, objeto de seu doutorado. Sua investigação refinada e minuciosa não esconde seu vigor crítico ao denunciar o tipo de violência do capitalismo moderno que abriga no seu silêncio gritos dilacerados da mais profunda desumanidade.

José Carlos Bruni

Referências

AGAMBEN, Giorgio. *Homo sacer – O poder soberano e a vida nua*. Tradução de Henrique Burigo. Belo Horizonte: Editora UFMG, 2002.

_____. O que é um dispositivo? Tradução de Nilcéia Valdati. *Outra Travessia*, Florianópolis, p.9-16, 2º semestre 2005.

ALMEIDA FILHO, Naomar de *et al*. O conceito de saúde mental. *Revista USP*, São Paulo, n.43, p.100-25, set.-nov. 1999.

AMARANTE, Paulo. *Loucos pela vida*: a trajetória da reforma psiquiátrica no Brasil. Rio de Janeiro: Editora Fiocruz, 1998.

_____. *Saúde mental e atenção psicossocial*. Rio de Janeiro, Fiocruz, 2007.

ANDRADE, Daniel Pereira. *Paixões, sentimentos morais e emoções*: uma história do poder emocional sobre o homem econômico. 2011. Tese (Doutorado em Sociologia) – Faculdade de Filosofia, Letras e Ciências Humanas, Universidade de São Paulo, São Paulo, 2011.

ANDRADE, Laura Helena Silveira Guerra de. Epidemiologia psiquiátrica: novos desafios para o século XXI. *Revista USP*, São Paulo, n.43, p.84-9, set.-nov. 1999.

ANGELL, Marcia. A epidemia de doença mental. *Revista Piauí*, São Paulo, n.59, ago. 2011. Disponível em: http://revistapiaui.estadao.com. br/edicao-59/questoes-medico-farmacologicas/a-epidemia-de-doenca-mental. Acesso em: 29 ago. 2011.

ARBEX, Daniela. *Holocausto brasileiro*: vida, genocídio e 60 mil mortes no maior hospício do Brasil. São Paulo: Geração Editorial, 2013.

ARISTÓTELES. *O homem de gênio e a melancolia*: o problema XXX, 1. Tradução de Jackie Pigeaud; Alexei Bueno. Rio de Janeiro: Lacerda Editores, 1998.

ASSIS, Joaquim Maria Machado de. *Obra completa*. Rio de Janeiro: Nova Aguilar, 2006. v.3.

ASSOCIAÇÃO AMERICANA DE PSIQUIATRIA (APA). *Diagnostic and Statistical Manual of Mental Disorders*. Washington: APA, 1952.

_____. *Diagnostic and Statistical Manual of Mental Disorders*. 2nd ed. Washington: APA, 1968.

_____. *Diagnostic and Statistical Manual of Mental Disorders*. 3rd ed. Washington: APA, 1980.

_____. *Manual Diagnóstico e Estatístico de Transtornos Mentais (DSM-III-R)*. Tradução de Lúcia Helena Siqueira Barbosa. São Paulo: Manole, 1989 [1987].

_____. *Manual Diagnóstico e Estatístico de Transtornos Mentais (DSM-IV)*. Tradução de Dayse Batista. Porto Alegre: Artmed, 2000 [1994].

_____. *Manual Diagnóstico e Estatístico de Transtornos Mentais (DSM-IV-TR)*. 4.ed. rev. Tradução de Cláudia Dornelles. Porto Alegre: Artmed, 2002 [2000].

_____. *Diagnostic and Statistical Manual of Mental Disorders*. 5th ed. Washington: APA, 2013.

BARROS, Denise Dias. A desinstitucionalização é desospitalização ou desconstrução? *Revista de Terapia Ocupacional da Universidade de São Paulo*, São Paulo, v.1, n.2, p.101-6, 1990.

BASAGLIA, Franco. *A instituição negada*: relato de um hospital psiquiátrico. Tradução de Heloisa Jahn. Rio de Janeiro: Edições Graal, 1985.

_____. Carta de Nova York: o doente artificial. In: AMARANTE, Paulo (Org.). *Escritos selecionados em saúde mental e reforma psiquiátrica*. Tradução de Joana Angélica d'Ávila Melo. Rio de Janeiro: Garamond, 2005. p.151-60.

BASTIDE, Roger. *Sociologia das doenças mentais*. Tradução de Mauricio Rittner. São Paulo: Companhia Editora Nacional, 1967.

BENOIT, Lelita Oliveira. *Sociologia comteana*: gênese e devir. São Paulo: Discurso Editorial, 1999.

Saúde mental, depressão e capitalismo

BERTOLOTE, José Manoel. As origens do conceito de saúde mental. *Temas*: teoria e prática da psiquiatria, São Paulo, v.30, n.58, p.46-56, 2000.

BIEHL, João. Antropologia do devir: psicofármacos – abandono social – desejo. *Revista de Antropologia da Universidade de São Paulo*, São Paulo, v.51, n.2, p.413-49, 2008.

BIRMAN, Joel. *A psiquiatria como discurso da moralidade*. Rio de Janeiro: Graal, 1978.

BIRMAN, Joel; COSTA, Jurandir Freire. Organização de instituições para uma psiquiatria comunitária. In: AMARANTE, Paulo (Org.). *Psiquiatria social e reforma psiquiátrica*. Rio de Janeiro: Editora Fiocruz, 1994. p.41-72.

BLANCHOT, Maurice. *Foucault como o imagino*. Tradução de Miguel Serras Pereira; Ana Luísa Faria. Lisboa: Relógio d'água, [s.d.].

BOCCARA, Guillaume. *Geoffroy de Lagasnerie, la dernière leçon de Michel Foucault. Sur le néolibéralisme, la théorie et la politique*. Nuevo Mundo Mundos Nuevos, 2013. Disponível em: http://nuevomundo.revues.org/65544. Acesso em: 30 ago. 2014.

BROMET, Evelyn *et al*. Cross-national epidemiology of DSM-IV major depressive episode. *BMC Medicine*, v.9, p.90, 2011. Disponível em: http://www.biomedcentral.com/1741-7015/9/90. Acesso em: 14 set. 2015.

BRUNI, José Carlos. Foucault: "O silêncio do sujeito". *Tempo Social, Revista de Sociologia da Universidade de São Paulo*, São Paulo, v.1, n.1, p.199-207, set. 1989.

CAMPBELL, Robert. *Dicionário de psiquiatria*. 8.ed. Tradução de Cristina Monteiro. Porto Alegre: Artmed, 2009.

CANGUILHEM, Georges. On *Histoire de la folie* as an event. *Foucault and His Interlocutors*. Chicago: The University of Chicago Press, 1997.

_____. *O normal e o patológico*. Tradução de Maria Thereza Redig de Carvalho Barrocas; Luiz Octávio Ferreira Barreto Leite. Rio de Janeiro: Forense Universitária, 2002.

CAPLAN, Gerald. *Princípios de psiquiatria preventiva*. Tradução de Alvaro Cabral. Rio de Janeiro: Zahar, 1980.

CAPONI, Sandra. Da herança à localização cerebral: sobre o determinismo biológico de condutas indesejadas. *Physis, Revista de Saúde Coletiva*, Rio de Janeiro, v.17, n.2, p.343-52, 2007.

_____. Uma análise epistemológica do diagnóstico de depressão. *Cadernos Brasileiros de Saúde Mental, Revista da Universidade Federal de Santa Catarina*, Florianópolis, v.1, n.1, p.1-8, jan.-abr. 2009.

_____. O diagnóstico de depressão, a *"petite biologie"* e os modos de subjetivação. In: CAPONI, Sandra *et al.* (Orgs.). *Medicalização da vida*: ética, saúde pública e indústria farmacêutica. Palhoça: Editora Unisul, 2010. p.135-43.

_____. *Loucos e degenerados*: uma genealogia da psiquiatria ampliada. Rio de Janeiro: Editora Friocruz, 2012.

CARRARA, Sérgio. *Crime e loucura*: o aparecimento do manicômio judiciário na passagem do século. Rio de Janeiro: EdUERJ; São Paulo: Edusp, 1998.

CASTEL, Françoise; CASTEL, Robert; LOVELL, Anne. *La sociedad psiquiátrica avanzada*: el modelo norteamericano. Tradução de Nuria Pérez de Lara. Barcelona: Editorial Anagrama, 1980.

CASTEL, Pierre-Henri. *L'esprit malade*: cerveaux, folies, individus. Paris: Les Éditions d'Ithaque, 2009.

CASTEL, Robert. *A ordem psiquiátrica*: a idade de ouro do alienismo. Tradução de Maria Thereza da Costa Albuquerque. Rio de Janeiro: Edições Graal, 1978.

_____. *A gestão dos riscos*: da antipsiquiatria à pós-psicanálise. Tradução de Celina Luz. Rio de Janeiro: Francisco Alves, 1987.

_____. *La gestion des risques*: de l'anti-psychiatrie à l'après-psychanalyse. Paris: Les Éditions de Minuit, 2011.

CONRAD, Peter; BARKER, Kristin Kay. A construção social da doença: insights-chave e implicações para políticas de saúde. Tradução de Tatiana de Andrade Barbarini. *Ideias*, Campinas, n.3, p.185-220, 2º semestre 2011.

COOPER, David. *Psiquiatria e antipsiquiatria*. São Paulo: Perspectiva, 1973.

CORBANEZI, Elton Rogerio. *Sobre a razão do mesmo que enuncia a não-razão do outro*: às voltas com a *História da loucura* e *O alienista*. 2009. Disser-

Saúde mental, depressão e capitalismo

tação (Mestrado em Sociologia). – Instituto de Filosofia e Ciências Humanas, Universidade Estadual de Campinas. Campinas, 2009.

_____. Geoffroy de Lagasnerie: uma polêmica leitura neoliberal de Foucault. *Revista Brasileira de Ciências Sociais*, São Paulo, v.29, n.84, p.195-9, 2014.

CORDÁS, Táki Athanássios. *Depressão*: da bile negra aos neurotransmissores – uma introdução histórica. São Paulo: Lemos Editorial, 2002.

COSTA, Jurandir Freire. *Ordem médica e norma familiar*. Rio de Janeiro: Graal, 2004.

_____. *História da psiquiatria no Brasil*: um corte ideológico. Rio de Janeiro: Garamond, 2007.

DALGALARRONDO, Paulo. *Psicopatologia e semiologia dos transtornos mentais*. 2.ed. Porto Alegre: Artmed, 2008.

DAVIDSON, Arnold. Arqueologia, genealogia e ética. In: HOY, David Couzens (Org.). *Foucault*. Buenos Aires: Ediciones Nueva Visión, 1988. p.243-55.

DELEUZE, Gilles. *Foucault*. Paris: Les Éditions de Minuit, 1986.

_____. *Conversações*. Tradução de Peter Pál Pelbart. São Paulo: Editora 34, 1992.

_____. A literatura e a vida. *Crítica e clínica*. Tradução de Peter Pál Pelbart. São Paulo: Editora 34, 1997. p.11-7.

_____. Qu'est-ce qu'un dispositif? *Deux régimes de fous*. Paris: Les Éditions de Minuit, 2003. p.316-25.

DELEUZE, Gilles; GUATTARI, Félix. *O anti-Édipo*: capitalismo e esquizofrenia. Tradução de Luiz B. L. Orlandi. São Paulo: Editora 34, 2010.

DELGADO, Pedro Gabriel Godinho. Saúde mental e direitos humanos: 10 anos da lei 10.216/2001. *Arquivos Brasileiros de Psicologia*, v.63, n.2, p.114-21, 2011. Disponível em: www.scielo.br. Acesso em: 13 jun. 2013.

DEMEULENAERE, Pierre. *Homo œconomicus*: enquête sur la constitution d'un paradigme. Paris: PUF, 1996.

Elton Corbanezi

DERRIDA, Jacques. Cogito e história da loucura. Tradução de Pedro Leite Lopes. In: FERRAZ, Maria Cristina Franco (Org.). *Três tempos sobre a* História da loucura. Rio de Janeiro: Relume Dumará, 2001a. p.9-67.

_____. Fazer justiça a Freud: a *História da loucura* na era da psicanálise. Tradução de Maria Inês Duque Estrada. In: FERRAZ, Maria Cristina Franco (Org.). *Três tempos sobre a* História da loucura. Rio de Janeiro: Relume Dumará, 2001b. p.91-151.

DESCARTES, René. Meditações. *Discurso do método, meditações, objeções e respostas; As paixões da alma; Cartas.* Tradução de Jacó Guinsburg, Bento Prado Junior. São Paulo: Abril Cultural, 1979.

DUNKER, Christian. O sequestro da neurose. *Revista Cult, Dossiê* – O poder da psiquiatria. Org. Vladimir Safatle. São Paulo, p.32-7, out. 2013.

EHRENBERG, Alain. *La fatigue d'être soi*: dépression et société. Paris: Éditions Odile Jacob, 1998.

_____. La dépression. Naissance d'une maladie. *L'Histoire*, Paris, n.285, p.34-6, mars 2004a.

_____. Les changements de la relation normal-pathologique. À propos de la souffrance psychique et de la santé mentale. *Esprit*, p.133-56, mai 2004b.

_____. Remarques pour éclaircir le concept de santé mentale. *Revue française des affaires sociales*, n.1, p.77-88, 2004c. Disponível em: http://www.cairn.info/zen.php?ID_ARTICLE=RFAS_041_0077#re9no9. Acesso em: 10 fev. 2014.

_____. Le sujet cérébral. *Esprit*, p.130-55, nov. 2004d.

_____. Depressão, doença da autonomia? *Ágora*, Rio de Janeiro, v.7, n.1, p.143-53, 2004e.

ÉRIBON, Didier. *Michel Foucault, 1926-1984.* Tradução de J. L. Gomes. Lisboa: Colecção Vida e Cultura, 1990.

_____. *Michel Foucault e seus contemporâneos.* Tradução de Lucy Magalhães. Rio de Janeiro: Zahar, 1996.

ESQUIROL, Jean-Étienne Dominique. *Des maladies mentales considérées sous les rapports médical, hygiénique et médico-légal.* Paris: J.B. Baillière – Librarie de l'Académie Royale de Médicine, 1838. t.2.

Saúde mental, depressão e capitalismo

FÉDIDA, Pierre. O agir depressivo. *Depressão*. Tradução de Martha Gambini. São Paulo: Escuta, 1999. p.15-35.

_____. *Dos benefícios da depressão*: elogio da psicoterapia. Tradução de Martha Gambini. São Paulo: Escuta, 2002.

FERRAZ, Renata Barbosa *et al*. Felicidade: uma revisão. *Revista de Psiquiatria Clínica*, v.34, n.5, p.234-42, 2007.

FERREIRA, Silvana Araújo Tavares. A evolução do conceito de depressão no século XX: uma análise da classificação da depressão nas diferentes edições do Manual Diagnóstico e Estatístico da Associação Americana de Psiquiatria (DSMs) e possíveis repercussões destas mudanças na visão de mundo moderna. *Revista Hospital Universitário Pedro Ernesto*, Rio de Janeiro, a.10, jan.-mar. 2011.

FOUCAULT, Michel. *Histoire de la folie à l'âge classique*. Paris: Gallimard, 1972.

_____. *Microfísica do poder*. Rio de Janeiro: Graal, 1979.

_____. *História da sexualidade 2*: o uso dos prazeres. Tradução de Maria Thereza da Costa Albuquerque. Rio de Janeiro: Graal, 1984.

_____. *História da sexualidade 3*: o cuidado de si. Tradução de Maria Thereza da Costa Albuquerque. Rio de Janeiro: Graal, 1985.

_____. *Vigiar e punir*: nascimento da prisão. Tradução de Raquel Ramalhete. Petrópolis: Vozes, 1987.

_____. *Eu, Pierre Rivière, que degolei minha mãe, minha irmã e meu irmão*. Tradução de Nize Lezan de Almeida. Rio de Janeiro: Graal, 1991.

_____. *Dits et écrits 1954-1988*. v.1, 2, 3, 4. Paris: Gallimard, 1994.

_____. *A ordem do discurso*. Tradução de Laura Fraga de Almeida Sampaio. São Paulo: Edições Loyola, 1996.

_____. *Ditos e escritos I. Problematização do sujeito*: psicologia, psiquiatria e psicanálise. Tradução de Vera Lucia Avellar Ribeiro. Rio de Janeiro: Forense Universitária, 1999a.

_____. *A verdade e as formas jurídicas*. Tradução de Roberto Cabral de Melo Machado; Eduardo Jardim Morais. Rio de Janeiro: Nau, 1999b.

_____. Política da verdade: Paul Rabinow entrevista Michel Foucault. In: RABINOW, Paul. *Antropologia da razão*. Tradução de João Guilherme Biehl. Rio de Janeiro: Relume Dumará, 1999c. p.17-25.

FOUCAULT, Michel. *As palavras e as coisas*. Tradução de Salma Tannus Muchail. São Paulo: Martins Fontes, 2000a.

_____. O que é a crítica? (Crítica e Aufklärung). Tradução de Antônio C. Galdino. In: BIROLI, Flávia; ALVAREZ, Marcos César (Orgs.). *Cadernos da Faculdade de Filosofia e Ciências (FFC – UNESP): Michel Foucault – histórias e destinos de um pensamento*, Marília, v.9, n.1, p.169-89, 2000b.

_____. Resposta a Derrida. Tradução de Vera Lucia Avellar Ribeiro. In: FERRAZ, Maria Cristina Franco (Org.). *Três tempos sobre a* História da loucura. Rio de Janeiro: Relume Dumará, 2001. p.68-90.

_____. *Os anormais*: curso dado no Collège de France (1974-1975). Tradução de Eduardo Brandão. São Paulo: Martins Fontes, 2002.

_____. *História da loucura na Idade Clássica*. Tradução de José Teixeira Coelho Netto. São Paulo: Perspectiva, 2003 [1961].

_____. *Em defesa da sociedade*: curso dado no Collège de France (1975-1976). Tradução de Maria Ermantina Galvão. São Paulo: Martins Fontes, 2005a.

_____. *Linguagem e literatura*. Tradução de Jean-Robert Weisshaupt; Roberto Machado. In: MACHADO, Roberto (Org.). *Foucault, a filosofia e a literatura*. Rio de Janeiro: Jorge Zahar, 2005b. p.137-74.

_____. *O poder psiquiátrico*: curso dado no Collège de France (1973-1974). Tradução de Eduardo Brandão. São Paulo: Martins Fontes, 2006.

_____. *O nascimento da clínica*. Tradução de Roberto Machado. Rio de Janeiro: Forense Universitária, 2008a.

_____. *Nascimento da biopolítica*: curso dado no Collège de France (1978-1979). Tradução de Eduardo Brandão. São Paulo: Martins Fontes, 2008b.

_____. *História da sexualidade 1*: a vontade de saber. Tradução de Maria Thereza da Costa Albuquerque; J. A. Guilhon Albuquerque. Rio de Janeiro: Graal, 2010.

_____. Histoire de la folie et antipsychiatrie. In: ARTIÈRES, Philippe et al. (Orgs.). *Cahiers de L'Herne – Foucault*. Paris: Éditions de L'Herne, 2011a. p.95-102.

FOUCAULT, Michel. *Gênese e estrutura da antropologia de Kant*. Tradução de Márcio Alves da Fonseca; Salma Tannus Muchail. São Paulo: Loyola, 2011b.

FRANCES, Allen. Normal grief vs depression in DSM-5. *Psychology Today*, Mar. 2010. Disponível em: https://www.psychologytoday.com/blog/dsm5-in-distress/201003/normal-grief-vs-depression-in-dsm5. Acesso em: 10 ago. 2014.

_____. Don't confuse grief with depression. *Huffpost Science*, Jan. 2012a. Disponível em: http://www.huffingtonpost.com/allen--frances/dont-confuse-grief-with-d_b_1233883.html. Acesso em: 11 ago. 2014.

_____. DSM 5 is guide not Bible – ignore its ten worst changes. *Psychology Today*, Dec. 2012b. Disponível em: https://www.psycho-logytoday.com/blog/dsm5-in-distress/201212/dsm-5-is-guide-not-bible-ignore-its-ten-worst-changes. Acesso em: 12 ago. 2014.

_____. Last plea to DSM-5: save grief from the drug companies. *Psychology Today*, Jan. 2013. Disponível em: https://www.psycho-logytoday.com/blog/dsm5-in-distress/201301/last-plea-dsm-5-save-grief-the-drug-companies. Acesso em: 13 ago. 2014.

FREUD, Sigmund. O mal-estar na civilização. *O mal-estar na civilização, novas conferências introdutórias à psicanálise e outros textos (1930-1936)*. Tradução de Paulo César de Souza. São Paulo: Companhia das Letras, 2010. p.13-122.

_____. *Luto e melancolia*. Tradução de Marilene Carone. São Paulo: Cosac Naify, 2011.

GARCIA, Rafael. Cresce influência da indústria sobre manual de psiquiatria. *Folha de S.Paulo*, São Paulo, 31 mar. 2012. Caderno Equilíbrio e Saúde.

GOFFMAN, Erving. *Manicômios, prisões e conventos*. Tradução de Dante Moreira. São Paulo: Perspectiva, 2007.

GORI, Roland. Le sujet de la santé mentale: de l'actualité de Foucault. In: ARTIÈRES, Philippe *et al.* (Orgs.). *Cahiers de L'Herne – Foucault*. Paris: Éditions de L'Herne, 2011. p.312-7.

Elton Corbanezi

GUATTARI, Félix. *Revolução molecular*: pulsações políticas do desejo. Seleção, prefácio e tradução de Suely Belinha Rolnik. São Paulo: Editora Brasiliense, 1987.

GUATTARI, Félix; ROLNIK, Suely. *Micropolítica*: cartografias do desejo. Petrópolis: Vozes, 1986.

HACKING, Ian. *¿La construcción social de qué?* Barcelona: Ediciones Paidós Ibérica, 2001.

_____. *Ontologia histórica*. Tradução de Leila Mendes. São Leopoldo: Editora Unisinos, 2009.

HEGEL, Georg Wilhelm Friedrich. *Enciclopédia das ciências filosóficas em compêndio*. Tradução de Paulo Menezes. São Paulo: Loyola, 1995 [1830]. v.3.

HENNING, Marta Filartiga. Neuroquímica da vida cotidiana. *Cadernos IPUB*, Rio de Janeiro, v.6, n.18, p.123-31, 2000.

HERNÁEZ, Ángel Martínez. A medicalização dos estados de ânimo. O consumo de antidepressivos e as novas biopolíticas das aflições. In: CAPONI, Sandra *et al.* (Orgs.). *Medicalização da vida*: ética, saúde pública e indústria farmacêutica. Palhoça: Editora Unisul, 2010. p.111-34.

HORWITZ, Allan; WAKEFIELD, Jerome C. Is there really an epidemic of depression? *Scientific American*, 2008. Disponível em: http://www. scientificamerican.com/article/really-an-epidemic-of-depression/. Acesso em: 15 jul. 2014.

_____. *A tristeza perdida*: como a psiquiatria transformou a depressão em moda. Tradução de Janaína Marcoantônio. São Paulo: Summus, 2010.

HOUAISS, Antônio. *Dicionário eletrônico Houaiss de Língua Portuguesa*. Rio de Janeiro: Objetiva, 2002. 1 CD-ROM.

INSEL, Thomas. Transforming diagnosis. *National Institute of Mental Health*, Apr. 29, 2013. Disponível em: http://www.nimh.nih.gov/ about/director/2013/transforming-diagnosis.shtm. Acesso em: 10 nov. 2013.

JACKSON, Stanley. *Melancholia and Depression*: from Hippocratic times to modern times. New Haven: Yale University Press, 1986.

Saúde mental, depressão e capitalismo

JONES, Maxwell. *Comunidade terapêutica*. Tradução de Lúcia de Andrade Figueira Bello. Petrópolis: Vozes, 1972.

KARP, David A. *Speaking of Sadness*. New York: Oxford University Press, 1996.

KEHL, Maria Rita. *O tempo e o cão*: a atualidade das depressões. São Paulo: Boitempo, 2009.

KRAMER, Peter. *Listening to Prozac*: a psychiatrist explores antidepressant drugs and the remaking of the self. New York: Viking, 1993.

LAGASNERIE, Geoffroy de. *A última lição de Michel Foucault: sobre o neoliberalismo, a teoria e a política*. Tradução de André Telles. São Paulo: Três Estrelas, 2013.

LAGRANGE, Jacques. Situação do curso. In: FOUCAULT, Michel. *O poder psiquiátrico*. Tradução de Eduardo Brandão. São Paulo: Martins Fontes, 2006. p.455-78.

LAING, Ronald. *O eu dividido*: estudo existencial da sanidade e da loucura. Tradução de Áurea Brito Weissenberg. Petrópolis: Vozes, 1978.

LAING, Ronald; ESTERSON, Aaron. *Sanity, Madness and the Family*. London: Tavistock Publications, 1964.

LATOUR, Bruno; WOOLGAR, Steve. *A vida de laboratório*: a produção dos fatos científicos. Tradução de Angela R. Vianna. Rio de Janeiro: Relume Dumará, 1997.

LAVAL, Christian. *L'homme économique*: essai sur les racines du néolibéralisme. Paris: Gallimard, 2007.

LAZZARATO, Maurizio; NEGRI, Antonio. *Trabalho imaterial*: formas de vida e produção de subjetividade. Tradução de Mônica Jesus. Rio de Janeiro: DP&A, 2001.

LE BRETON, David. A produção farmacológica de si. *Adeus ao corpo*: antropologia e sociedade. Tradução de Marina Appenzeller. Campinas: Papirus, 2003. p.55-66.

LEBRUN, Gerard. O microscópio de Foucault. *Passeios ao léu*. São Paulo: Brasiliense, 1983.

_____. Transgredir a finitude. In: RIBEIRO, Renato Janine (Org.). *Recordar Foucault*. São Paulo: Brasiliense, 1985. p.9-23.

LÓPEZ-RUIZ, Osvaldo. *Os executivos das transnacionais e o espírito do capitalismo*: capital humano e empreendedorismo como valores sociais. Rio de Janeiro: Azougue Editorial, 2007.

MACHADO, Roberto. *Ciência e saber*: a trajetória da arqueologia de Foucault. Rio de Janeiro: Graal, 1981.

_____. *Foucault, a filosofia e a literatura*. Rio de Janeiro: Jorge Zahar, 2005.

MACHADO, Roberto *et al. Danação da norma*: medicina social e constituição da psiquiatria no Brasil. Rio de Janeiro: Graal, 1978.

MARCUS, Marina *et al.* Depression: a global public health concern. 2012. Disponível em: http://www.who.int/mental_health/management/depression/who_paper_depression_wfmh_2012.pdf. Acesso em: 30 jul. 2015.

MARONI, Amnéris. Melancolia: sintoma contemporâneo? *Junguiana*, São Paulo, v.31, p.48-54, 2013.

MORAES, Maria Regina Cariello. *Autocuidado e gestão de si*: hábitos saudáveis na mídia impressa semanal. 2014. Tese (Doutorado em Sociologia) – Faculdade de Filosofia, Letras e Ciências Humanas, Universidade de São Paulo, São Paulo, 2014.

MORENO, Ricardo Alberto *et al. Distimia*: do mau humor ao mal do humor – diagnóstico e tratamento. 3.ed. Porto Alegre: Artmed, 2010.

MUSHKIN, Selma J. Health as an investment. *Journal of Political Economy, Part 2*: Investment in human beings, Chicago, v.70, n.5, p.129-57, Oct. 1962. Disponível em: http://www.jstor.org/stable/1829109. Acesso em: 4 abr. 2015.

NALLI, Marcos. *Foucault e a fenomenologia*. São Paulo: Loyola, 2006.

NEGRI, Antônio; HARDT, Michael. O que é a multidão? Questões para Michael Hardt e Antonio Negri. *Novos Estudos-CEBRAP*, São Paulo, n.75 , jul. 2006. Disponível em: http://www.scielo.br. Acesso em: 10 ago. 2011.

NIETZSCHE, Friedrich. *Além do bem e do mal*: prelúdio a uma filosofia do futuro. Tradução de Paulo César de Souza. São Paulo: Companhia das Letras, 1992.

_____. *Ecce homo*: como alguém se torna o que é. Tradução de Paulo César de Souza. São Paulo: Companhia das Letras, 1995.

Saúde mental, depressão e capitalismo

NIETZSCHE, Friedrich. *Genealogia da moral:* uma polêmica. Tradução de Paulo César de Souza. São Paulo: Companhia das Letras, 1998.

_____. *Obras incompletas.* Tradução de Rubens Rodrigues Torres Filho. São Paulo: Nova Cultural, 2000.

_____. *A gaia ciência.* Tradução de Paulo César de Souza. São Paulo: Companhia das Letras, 2001.

_____. *Assim falou Zaratustra:* um livro para todos e para ninguém. Tradução de Paulo César de Souza. São Paulo: Companhia das Letras, 2011.

ORGANIZAÇÃO MUNDIAL DA SAÚDE (OMS). *Constitution of the World Health Organization.* New York, 22 July 1946. Disponível em: http://apps.who.int/gb/bd/pdf/bd47/en/constitution-en.pdf. Acesso em: 12 jul. 2012.

_____. *Expert Committee on Mental Health – report on the second session.* Geneva, 11-16 Sep. 1950; April 1951. Disponível em: http://apps.who.int/iris/bitstream/10665/37982/1/WHO_TRS_31.pdf?ua=1. Acesso em: 15 ago. 2012.

_____. Declaração de Alma-Ata. In: CONFERÊNCIA INTERNACIONAL SOBRE CUIDADOS PRIMÁRIOS DE SAÚDE ALMA-ATA, 6-12 set. 1978, URSS.

_____. Carta de Ottawa. In: PRIMEIRA CONFERÊNCIA INTERNACIONAL SOBRE PROMOÇÃO DA SAÚDE, nov. 1986, Ottawa.

_____. *Classificação de transtornos mentais e de comportamento da CID-10:* descrições clínicas e diretrizes diagnósticas. Tradução de Dorgival Caetano. Porto Alegre: Artmed, 1993.

_____. *Relatório sobre a saúde no mundo 2001* – Saúde mental: nova concepção, nova esperança. 2001.

_____. *Qu'est-ce que la santé mentale?* 3 set. 2007. Disponível em: http://www.who.int/features/qa/62/fr/. Acesso em: 2 fev. 2012.

_____. *Global Burden of Disease:* 2004 update. Geneva, 2008. Disponível em: https://www.who.int/healthinfo/global_burden_disease/2004_report_update/en/. Acesso em: 2 nov. 2020.

ORGANIZAÇÃO MUNDIAL DA SAÚDE (OMS). *Depression and Other Common Mental Disorders*: global health estimates. Geneva, 2017. Disponível em: https://www.who.int/mental_health/management/depression/prevalence_global_health_estimates/en/. Acesso em: 2 nov. 2020.

OURY, Jean. *Psychiatrie et psychothérapie institutionnelle*. Paris: Payot, 1977.

PELBART, Peter Pál. *Da clausura do fora ao fora da clausura*. São Paulo: Brasiliense, 1989.

_____. *Biopolítica e biopotência no coração do Império*, 10 mai. 2002. Disponível em: http://multitudes.samizdat.net. Acesso em: 10 fev. 2011.

PEREIRA, Luciano. O trabalho em causa na "epidemia depressiva". *Tempo Social*, São Paulo, v.23, n.1, p.67-95, 2011.

PEREIRA, Mário Eduardo Costa. O DSM e a crise da psiquiatria. *Revista Cult, Dossiê* – O poder da psiquiatria. Org. Vladimir Safatle. São Paulo, p.38-45, out. 2013.

PESSOTTI, Isaias. *A loucura e as épocas*. São Paulo: Editora 34, 1994.

_____. *O século dos manicômios*. São Paulo: Editora 34, 1996.

_____. *Os nomes da loucura*. São Paulo: Editora 34, 1999.

PIGNARRE, Philippe. *La depresión*: una epidemia de nuestro tiempo. Tradução de René Palacios Moré. Barcelona: Debate, 2003.

PINEL, Philippe. *Traité médico-philosophique sur l'aliénation mentale*. 2ème.ed. Paris: Brosson, 1809.

PORTOCARRERO, Vera Maria. *O dispositivo da saúde mental*: uma metamorfose na psiquiatria brasileira. 1990. Tese (Doutorado em Filosofia) – Instituto de Filosofia e Ciências Sociais, Universidade Federal do Rio de Janeiro, Rio de Janeiro, 1990.

PRADO FILHO, Kleber; LEMOS, Flavia Cristina Silveira. Uma breve cartografia da luta antimanicomial no Brasil. *Contemporânea* – Revista de Sociologia da UFSCar, São Carlos, v.2, n.1, p.45-63, jan.-jun. 2012.

RABINOW, Paul. Artificialidade e Iluminismo: da sociobiologia à biossociabilidade. *Antropologia da razão*. Tradução de João Guilherme Biehl. Rio de Janeiro: Relume Dumará, 1999. p.135-57.

RABINOW, Paul; ROSE, Nikolas. O conceito de biopoder hoje. Tradução de Aécio Amaral Jr. *Política e Trabalho*: Revista de Ciências Sociais, João Pessoa, n.24, p.27-57, abr. 2006.

RIBEIRO, Paulo Roberto Marçal. Da psiquiatria à saúde mental: esboço histórico. *Jornal Brasileiro de Psiquiatria*, Rio de Janeiro, v.48, n.2, p.53-60, 1999a.

_____. Da psiquiatria à saúde mental: II – as renovações em psiquiatria e a ascensão das áreas afins. *Jornal Brasileiro de Psiquiatria*, Rio de Janeiro, v.48, n.4, p.143-9, 1999b.

ROSE, Nikolas. *A política da própria vida*: biomedicina, poder e subjetividade no século XXI. Tradução de Paulo Ferreira Valerio. São Paulo: Paulus, 2013.

ROUDINESCO, Elizabeth. *Dicionário de psicanálise*. Tradução de Vera Ribeiro; Lucy Magalhães. Rio de Janeiro: Jorge Zahar, 1998.

RUSSO, Jane; HENNING, Marta Filartiga. O sujeito da "psiquiatria" biológica e a concepção moderna de pessoa. *Antropolítica, Revista da Universidade Federal Fluminense*, Niterói, v.6, p.39-55, 1999.

RUSSO, Jane; VENÂNCIO, Ana Teresa Acatauassú. Classificando as pessoas e suas perturbações: a "revolução terminológica" do DSM III. *Revista Latinoamericana de Psicopatologia Fundamental*, v.IX, n.3, p.460-83, sept. 2006. Disponível em: http://www.redalyc.org/pdf/2330/233017487007.pdf. Acesso em: fev. 2015.

SÁ JUNIOR, Luis Salvador de Miranda. Desconstruindo a definição de saúde. *Jornal do Conselho Federal de Medicina (CFM)*, p.15-6, jul.-set. 2004. Disponível em: http://www.dis.unifesp.br/pg/Def-Saude.pdf. Acesso em: mar. 2015.

SAFATLE, Vladimir. O que significa estar doente? Repensar Georges Canguilhem. *Revista Cult*, São Paulo, p.45-8, jun. 2006.

_____. Perto demais da redenção: depressão, flexibilidade e fim da ética do trabalho. In: NOVAES, Adauto (Org.). *Mutações*: elogio à preguiça. São Paulo: Edições SESC, 2012. p.385-404.

_____. A produção da doença. *Folha de S.Paulo*. São Paulo, 14 maio 2013a.

SAFATLE, Vladimir. O poder da psiquiatria. SAFATLE, Vladimir (Org.). *Revista Cult, Dossiê – O poder da psiquiatria*, São Paulo, p.22-3, out. 2013b.

SAHLINS, Marshall. *Esperando Foucault, ainda*. Tradução de Marcela Coelho de Souza; Eduardo Viveiros de Castro. São Paulo: Cosac Naify, 2004.

SANTOS, Laymert Garcia dos. A informação após a virada cibernética. In: SANTOS, Laymert Garcia *et al. Revolução tecnológica, internet e socialismo*. São Paulo: Editora Fundação Perseu Abramo, 2003. p.9-33.

_____. *Demasiadamente pós-humano*. Entrevista com Laymert Garcia dos Santos. *Novos Estudos*, São Paulo, n.72, p.161-75, jul. 2005.

_____. Brasil contemporâneo: Estado de exceção? RIZEK, Cibele Saliba; OLIVEIRA, Francisco de (Orgs.). *A era da indeterminação*. São Paulo: Boitempo, 2007a. p.289-352.

_____. Apresentação. In: LÓPEZ-RUIZ, Osvaldo. *Os executivos das transnacionais e o espírito do capitalismo*: capital humano e empreendedorismo como valores sociais. Rio de Janeiro: Azougue Editorial, 2007b. p.11-21.

SARACCI, Rodolfo. The World Health Organization needs to reconsider its definition of health. *BMJ*, v.314, p.1409-10, May 1997. Disponível em: https://mpra.ub.uni-muenchen.de/6546/. Acesso em: fev. 2014.

SERPA JÚNIOR, Octávio Domont de. *Mal-estar na natureza*: um estudo crítico sobre o reducionismo e o determinismo biológico em psiquiatria. 1997. Tese (Doutorado em Psiquiatria) – Instituto de Psiquiatria, Universidade Federal do Rio de Janeiro, Rio de Janeiro, 1997.

SERRES, Michel. Géométrie de l'incommunicable: la folie. *Hermes I, La communication*. Paris: Les Éditions de Minuit, 1969. p.167-90.

SOLOMON, Andrew. *O demônio do meio-dia*: uma anatomia da depressão. Rio de Janeiro: Objetiva, 2002.

ST-HILAIRE, Pierre Luc. De l'usage plastique des antidépresseurs: un révélateur des figures de l'individu contemporain. *Esprit Critique, Revue Internationale de Sociologie et des Sciences Sociales*. Pays de la Loire,

Saúde mental, depressão e capitalismo

v.12, n.1, 2009. Disponível em: http://www.espritcritique.fr/dossiers/article.asp?t03code=118&varticle=esp1201article12&vr
ep=1201. Acesso em: 15 dez. 2014.

STROUD, Barry. "Pessoas estão mais ricas, mas vida hoje é mais pobre", diz filósofo (entrevista). *Folha de São Paulo*, São Paulo, 9 dez. 2014. Caderno Mercado.

STYRON, William. *Perto das trevas*. Tradução de Aulyde Soares Rodrigues. Rio de Janeiro: Rocco, 1991.

SZASZ, Thomas. *A fabricação da loucura*: um estudo comparativo entre a inquisição e o movimento de saúde mental. Tradução de Dante Moreira Leite. Rio de Janeiro: Zahar Editores, 1976.

_____. *O mito da doença mental*. Tradução de Irley Franco; Carlos Roberto Oliveira. Rio de Janeiro: Zahar Editores, 1979.

VENÂNCIO, Ana Teresa Acatauassú. A construção social da pessoa e a psiquiatria: do alienismo à "nova psiquiatria". *Physis* – Revista de Saúde Coletiva, v.3, n.2, p.117-35, 1993.

_____. Antropologia e saúde mental: uma revisão. In: VENÂNCIO, Ana Teresa Acatauassú; CAVALCANTI, Maria Tavares (Orgs.). *Saúde mental*: campo, saberes e discursos. Rio de Janeiro: Edições IPUB/CUCA, 2001. p.83-102.

VEYNE, Paul. Foucault revoluciona a história. *Como se escreve a história e Foucault revoluciona a história*. Tradução de Alda Baltar; Maria Auxiliadora Kneipp. Brasília: Editora UnB, 1998.

WEBER, Max. *A ética protestante e o "espírito" do capitalismo*. Tradução de José Marcos Mariani de Macedo. São Paulo: Companhia das Letras, 2004.

WORLD FEDERATION FOR MENTAL HEALTH. *Depression*: a global crisis. 2012. Disponível em: http://www.who.int/mental_health/management/depression/wfmh_paper_depression_wmhd_2012.pdf. Acesso em: 6 nov. 2020

Referência filmográfica

CISNE negro. Direção de Darren Aronofsky. Produção de Mike Medavoy; Arnold W. Messer; Brian Oliver. Estados Unidos: Cross Creek

Pictures; Protozoa Pictures; Phoenix Pictures; Dune Entertainment, 2010.

MELANCOLIA. Direção de Lars von Trier. Produção de Meta Louise Foldager; Louise Vesth. Dinamarca, Suécia, França, Alemanha, Itália: Zentropa Entertainments *et al.*, 2011.

THE MARKETING of madness: as we all insane? Direção de Randall Stith. Estados Unidos: Citizens Commission on Human Rights (CCHR), 2010. Disponível em: https://www.youtube.com/watch?v=uFkivsEy3CI. Acesso em: 10 jun. 2014.

SOBRE O LIVRO

Formato: 13,7 x 21 cm
Mancha: 23 x 44 paicas
Tipologia: Venetian 301 12,5/16
Papel: Off-white 80 g/m² (miolo)
Cartão Supremo 250 g/m² (capa)
1ª edição Editora Unesp: 2021

EQUIPE DE REALIZAÇÃO

Capa
Megaarte Design

Edição de texto
Giuliana Gramani (Copidesque)
Nair Hitomi Kayo (Revisão)

Editoração eletrônica
Eduardo Seiji Seki (Diagramação)

Assistência editorial
Alberto Bononi
Gabriel Joppert